Le petit manuel du Kamasutra XL

Comprendre et explorer sa sexualité quand on est obèse.

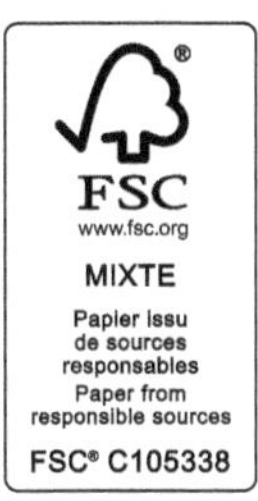

En l'application du code L.137-2.-1. Du code de la propriété intellectuelle, toute reproduction et/ou divulgation de parties de l'œuvre dépassant le volume prévu par la loi est expressément interdite.

© Clémentine Brocard, 2025

Textes et illustrations : Clémentine Brocard
Relecture : Vincent Daneluzzi
Correction : Audrey Douvre
Mise en page : Frédérique Gatellier

Édition : BoD · Books on Demand, 31 avenue Saint-Rémy, 57600 Forbach, bod@bod.fr
Impression : Libri Plureos GmbH, Friedensallee 273, 22763 Hamburg (Allemagne)

ISBN : 978-2-3225-5940-4
Dépôt légal : Février 2025

2ème édition

le petit manuel du

KAMASUTRA XL

Comprendre & explorer sa sexualité quand on est obèse

Clémentine Brocard

Après avoir tenté une approche inclusive dans l'écriture, j'ai fait le choix d'utiliser le masculin neutre dans la quasi-totalité de la rédaction pour en faciliter la lecture. Je nomme aussi « homme » et « femme ». Je tiens à préciser que ce choix n'est nullement exclusif et que je m'adresse bien évidemment à toutes les personnes, quel que soit leur genre.

Mon but est de rendre ce livre accessible à tous et d'offrir un espace d'exploration et de compréhension de la sexualité pour les personnes obèses, ceux qui l'ont été, ceux qui sont avec des partenaires en surpoids, sans discrimination de genre. La diversité des expériences est au cœur de ce livre, et je souhaite que chacun puisse s'y retrouver.

Je vous invite donc à lire ces pages avec cette idée en tête et à vous laisser guider par la richesse des informations et des réflexions qu'elles contiennent. La sexualité est un sujet complexe et personnel, et il est important de l'aborder avec ouverture, bienveillance et légèreté !

Bonne lecture à tous,

SOMMAIRE

CHAPITRE III. KAMASUTRA POUR LES PERSONNES EN SURPOIDS/OBESES P70

CONCLUSION P124

INTRODUCTION

En janvier 2023, j'ai eu l'opportunité de créer un groupe de parole dans un centre de rééducation pour des personnes présentant un trouble de la conduite alimentaire, la plupart d'entre elles étant en surpoids. Certaines d'entre elles venaient de démarrer leur prise en charge, d'autres de sortir d'une opération gastrique ou de venir consolider leur parcours. La volonté du centre étant d'offrir une approche globale du « prendre soin de soi » dans ce cheminement, il avait décidé d'inclure la qualité de vie sexuelle, un aspect jusque-là complètement négligé.

En montant ce projet, je me suis rapidement aperçue que cet aspect était « exclu » car, de façon générale, notre société "invisibilise" la sexualité des « fous », des « vieux » et des « gros ». Et c'est ce que j'ai vécu en travaillant en psychiatrie, en gériatrie, puis dans ce parcours d'accompagnement. Or, tout le monde a le droit à une vie sexuelle et affective satisfaisante, l'Organisation mondiale de la santé (OMS) l'a même décrété en 2012 : « *La santé sexuelle est un état de bien-être physique, émotionnel, mental et social en matière de sexualité, ce n'est pas seulement l'absence de maladie, de dysfonctionnement ou d'infirmité. La santé sexuelle exige une approche positive et respectueuse de la sexualité et des relations sexuelles, ainsi que la possibilité d'avoir des expériences sexuelles agréables et sécuritaires, sans coercition, ni discrimination et ni violence. Pour atteindre et maintenir une bonne santé sexuelle, les Droits Humains et Droits sexuels de toutes les personnes doivent être respectés, protégés et réalisés ».* Donc, les personnes obèses, ont-elles aussi droit à cette approche respectueuse, sans discrimination ni violence !

J'ai également constaté le manque de moyens et d'outils pour parvenir à parler de sexualité avec les gens en surpoids : quasiment aucune position du Kamasutra n'est adaptée à un corps qui ne rentre pas dans la « norme », très peu d'informations sont accessibles au public concerné et surtout, les soignants n'arrivent pas à en parler librement, soit par gène, soit par manque de connaissances.

A l'occasion de ces rencontres en petit groupe, j'ai donc diffusé, avec beaucoup de plaisir, le plus possible d'informations à ces personnes, et ce fut une expérience formidable de leur amener ces notions et d'échanger avec eux sur leurs difficultés et leurs attentes. Pour toucher un plus large public, j'ai décidé de rédiger ce livre afin d'expliquer en quoi le surpoids impacte votre vie sexuelle et quelles sont les solutions pratiques que vous pouvez mettre en place pour profiter au maximum de votre sexualité.

CHAPITRE I.
MIEUX COMPRENDRE L'OBÉSITÉ

* *C'est quoi, l'obésité ?*

Amis lecteurs, je suis consciente que vous êtes probablement déjà très familiers avec l'obésité ; d'ailleurs, si vous abordez la lecture de ce livre c'est sans doute que vous avez déjà une connaissance approfondie de cette condition. Je pense néanmoins qu'il est toujours bon de revenir sur les bases avant de se lancer dans les détails, même si on est un expert.

Laissez-moi donc définir brièvement le mot "obésité" : selon l'OMS, l'obésité est définie par un indice de masse corporelle (IMC = poids/taille au carré) supérieur ou égal à 30 Kg/m². Depuis Janvier 2025, les experts proposent de définir l'obésité en combinant l'IMC à d'autres mesures telles que le tour de taille, ainsi qu'à des problèmes de santé (tels que diabète de type 2, des maladies cardio-vasculaires (dont l'hypertension artérielle), des problèmes articulaires, des douleurs chroniques...). L'obésité est favorisée par divers facteurs, tels que des prédispositions génétiques, les facteurs psychologiques, des facteurs environnementaux ou encore des troubles hormonaux. L'obésité constitue donc un problème de santé complexe, qui nécessite une approche multidimensionnelle pour sa prévention et pour sa prise en charge.[x]

• *L'impact de l'obésité sur la santé physique et mentale*

L'impact de l'obésité sur la santé physique se conçoit facilement car l'excès de poids peut jouer (mais pas systématiquement) sur les douleurs articulaires et sur les difficultés respiratoires et affecter la qualité de vie des personnes concernées en limitant la mobilité et l'endurance, ce qui peut rendre nombre d'activités de la vie quotidienne plus difficiles à accomplir. Toutes les personnes en obésité ne feront pas une maladie du foie (cirrhose) ou du cœur, mais le risque d'infarctus du myocarde ou d'accident vasculaire cérébral (AVC) est grandement augmenté.

Au plan mental, l'obésité a un impact négatif sur l'estime de soi et sur la confiance en soi. Les personnes ayant une obésité doivent en effet faire face très souvent à la stigmatisation et à la discrimination au sein de notre société (et parfois même du milieu médical hélas). L'obésité influence également les interactions sociales et peut être cause d'isolement, par sentiment de honte ou à cause d'une grande anxiété en public. Pour toutes ces raisons, de nombreuses personnes en obésité présentent une humeur dépressive, qui doit être prise en charge.

- *Déboulonnez les idées reçues sur l'obésité : vive la diversité !*

Lorsque vous entendez quelqu'un proférer l'un de ces clichés sur les personnes ayant une obésité, n'hésitez pas à lui répondre. Et si c'est vous-même qui le véhiculez… Prenez le temps de réfléchir pour ne plus jamais le faire !

- ✓ *« Les personnes ayant de l'obésité sont toutes paresseuses »* : mais oui, les télécommandes pour rester assis au fond du canapé ont été inventées uniquement pour les personnes vivant avec l'obésité ! Sachez que la paresse n'est pas du tout en tête de liste des causes d'obésité[i].
- ✓ *« Les personnes obèses ne font pas attention à leur alimentation »* : Les personnes en obésité auraient une relation privilégiée avec les hamburgers et les frites ? Non ! Beaucoup font de réels efforts pour manger plus sainement et connaissent le piège de la malbouffe.
- ✓ *« Les personnes vivant avec l'obésité sont toutes en mauvaise santé »* : C'est faux, beaucoup de personnes en surpoids sont en meilleure forme physique que des personnes minces. La bonne santé n'est pas définie par l'apparence extérieure.
- ✓ *« Les personnes ayant de l'obésité sont moins attirantes »* : les kilos en plus empêcheraient un homme ou une femme d'être considérés comme attirants ? Désolé, mais la beauté et l'attirance physique ne dépendent pas de la taille des vêtements ! C'est une question de feeling, et cela dépend beaucoup de la confiance en soi.

✓ « *Les personnes en obésité ont une vie sexuelle inactive* » :
La sexualité n'est pas réservée aux personnes ayant un
IMC parfait. Vous pouvez profiter d'une vie sexuelle
épanouissante, peu importe votre taille ou votre poids !
Et j'ai bien l'intention de vous le montrer dans ce livre.

✓ « *Les personnes vivant avec l'obésité ne peuvent pas avoir
de relations sexuelles satisfaisantes* » : Personne ne peut
mesurer le plaisir sexuel d'une personne donnée, en
obésité ou non. Nous sommes tous uniques, avec notre
histoire propre, et quel que soit notre poids, nous avons
droit au plaisir.

✓ « *Les personnes ayant de l'obésité ont des problèmes de
fertilité* » : obésité n'est pas synonyme d'infertilité. Mais
en cas de difficulté pour avoir des enfants, il est tout à fait
possible de consulter un professionnel de santé (médecin
généraliste, gynécologue) pour réaliser les investigations
nécessaires.

✓ « *Les personnes en surpoids sont responsables de leur
situation* » : Cette idée fausse, très souvent entendue,
fait fi des facteurs génétiques, familiaux, des traumatismes vécus, des problèmes de santé mentale et des
inégalités sociales. Blâmer des personnes uniquement
parce qu'elles sont en surpoids est injuste et simpliste.
Je suis sûre que vous en avez entendu plein d'autres…

Il est essentiel de remettre en question tous ces stéréotypes
sur l'obésité et de promouvoir une attitude respectueuse et
bienveillante envers toutes les formes de corps. Chaque

individu mérite d'être traité avec dignité, sans être réduit à des clichés basés sur son poids.

Et il est fondamental que tout le monde réalise que l'obésité est un véritable casse-tête pour les personnes concernées, qui nécessite une approche holistique pour être combattue efficacement. Bien sûr qu'il faut intégrer de bonnes habitudes alimentaires et s'adonner à une activité physique régulière, mais il faut aussi accorder une attention toute particulière aux aspects émotionnels et psychologiques, et à la santé sexuelle, à laquelle TOUT LE MONDE a droit.

CHAPITRE II.
LIENS ENTRE OBÉSITÉ ET SEXUALITÉ

Partie 1. Conséquences de l'obésité

I. L'impact de l'obésité sur l'image corporelle et la confiance en soi

Notre apparence physique et le regard que les autres portent sur nous ont un réel impact sur notre bien-être psychologique et émotionnel. Des regards culpabilisants, des jugements stigmatisants peuvent être cause de souffrance et entraînent une diminution de l'estime de soi et de la confiance en soi.

A force, c'est comme si l'estime de vous, qui est une sorte d'évaluation globale de vous-même, de votre valeur et de votre importance en tant qu'être humain, avait une note qui baissait. D'un autre côté, la confiance en vous, qui est comme un super pouvoir (dans certains domaines), s'amenuise. Au lieu de penser « *Je peux le faire !* », vous vous sentez incapable de relever certains challenges. C'est comme si vous aviez un costume de super-héros mais que, à force de subir le regard des autres, votre cape avait disparu.

Ces sentiments négatifs peuvent avoir des répercussions considérables sur votre vie sexuelle. Par exemple : Le manque d'estime de soi peut entraîner une diminution de la libido parce que vous ne vous sentez pas assez attirant ; vous pouvez aussi ressentir une réticence à vous engager dans des activités intimes, ou simplement douter de vos performances, tout ça parce que vous avez l'impression d'avoir perdu votre cape. D'ailleurs, les femmes en surpoids sont très souvent affectées par ce type de pression dans une société où la minceur féminine est trop souvent promue comme le principal attribut de séduction.

Il est essentiel de ne pas lier votre confiance en vous à votre apparence physique. Si vous pensez que vous n'avez plus le droit d'avoir une cape de super-héros parce que vous êtes en surpoids, vous risquez de perdre confiance en vous. L'obésité n'affecte pas votre valeur en tant qu'être humain et ne devrait pas déterminer votre niveau de confiance en vous. En travaillant en psychothérapie sur l'estime de soi et en valorisant vos forces et vos compétences, vous pouvez cultiver une confiance en vous indépendante de votre apparence physique. Ainsi, vous pourrez affronter les défis de la vie avec plus d'assurance et avoir une qualité de vie globale et sexuelle bien meilleure, quel que soit votre poids.

II. L'impact de l'obésité sur le corps

De façon générale, mais pas systématique, l'obésité peut causer des problèmes de santé que vous connaissez déjà sûrement, les principaux étant :

✓ Les maladies cardiaques et accidents vasculaires cérébraux (AVC) : l'excès de poids augmente la charge de travail du cœur, ce qui peut faire grimper votre pression artérielle et mener à l'hypertension artérielle (HTA), un facteur de risque majeur des maladies cardiovasculaires.

✓ Le diabète : en cas d'excès de graisse corporelle, votre corps peut devenir résistant à l'insuline, l'hormone qui régule votre taux de sucre dans le sang (glycémie). L'augmentation de la glycémie, liée à d'autres facteurs (manque d'exercice physique, nutrition déséquilibrée) peut entraîner l'apparition d'un diabète de type 2.

✓ Perturbation hormonale : Les cellules graisseuses produisent des hormones et des substances chimiques qui peuvent interférer avec le fonctionnement normal de votre système hormonal. Cela peut entraîner des déséquilibres hormonaux, tels qu'une augmentation des niveaux d'œstrogènes chez les hommes et les femmes. Ces déséquilibres peuvent avoir un impact sur votre fertilité.

✓ Au final, tous ces problèmes de santé risquent, à terme, d'impacter fortement votre sexualité.

Partie 2. L'impact sur la sexualité

I. La réponse sexuelle

Pour bien comprendre l'impact de l'obésité sur la sexualité, il faut partir du schéma de la réponse sexuelle tel qu'il a été établi par le docteur William H. Masters et Mme Virginia E. Johnson, un duo de chercheurs et thérapeutes sexuels américains qui ont révolutionné notre compréhension de la sexualité humaine grâce à leurs recherches publiées dans leur livre « *Human Sexual Response* » (La réponse sexuelle humaine),

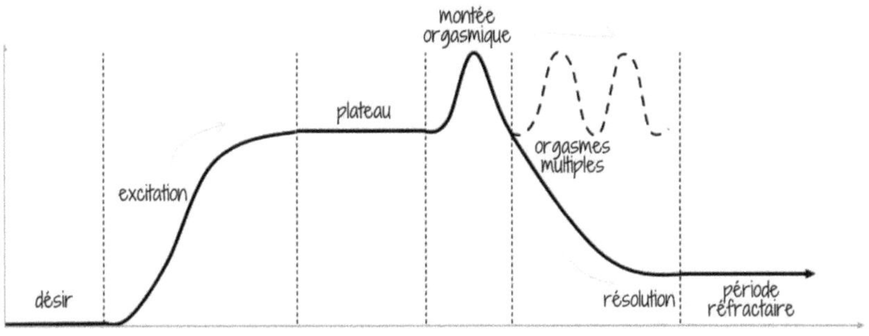

il y a déjà presque 60 ans. Ces chercheurs ont décrit les changements physiologiques, émotionnels et comportementaux qui se produisent tandis qu'une personne est stimulée sexuellement. C'est une séquence d'événements qui se déroule dans le corps et dans l'esprit en réponse à des stimuli sexuels.

La réponse sexuelle se déroule en quatre phases clés : l'excitation, le plateau, l'orgasme et la résolution. Ils parlent aussi de la période réfractaire, même s'ils ne la font pas apparaître sur leur schéma. (sur le schéma que je présente, je l'ai quand même ajoutée).

A leur suite, entre 1970 et 1980, Mme Helen Singer Kaplan, une psychologue et sexologue américaine, a apporté une contribution importante à notre compréhension de la réponse sexuelle en introduisant la notion de désir sexuel.

Dans le schéma que je vous propose (ci-contre), cette notion est intégrée également car il me semble en effet que le désir joue un rôle fondamental dans la réponse sexuelle.

Désir : le désir sexuel, ou l'appétit sexuel, est une composante essentielle de la réponse sexuelle. Le désir peut être défini comme l'envie ou l'intérêt pour l'activité sexuelle. Kaplan a noté que le désir peut être présent avant même que des stimuli sexuels ne soient présents, et qu'il peut être influencé par des facteurs psychologiques, relationnels, culturels et hormonaux.

Selon son modèle, le désir sexuel précède l'excitation sexuelle. Une personne peut ressentir un désir sexuel sans être physiquement excitée, ou vice versa. Soulignons que le désir sexuel peut fluctuer et varier d'une personne à l'autre, et que son absence ou sa diminution peut causer d'autres difficultés sexuelles (et là, ça devient difficile !).

Excitation : C'est le moment où ça commence à chauffer ! Lorsque vous êtes stimulé sexuellement, que ce soit par des caresses, des pensées ou des images érotiques, votre corps réagit en augmentant le flux sanguin notamment vers les parties génitales, mais pas seulement.

Chez les femmes, vous observerez :

✓ Une lubrification vaginale.

✓ Une érection du clitoris prêt à jouer le rôle principal.

✓ Un gonflement des lèvres vaginales, qui deviennent plus sensibles et réactives aux stimuli.

✓ Une rougeur ou un léger assombrissement de la peau autour de la région génitale (parfois aussi ailleurs : les mamelons, le thorax…).

✓ Les tétons qui s'érigent.

✓ A l'intérieur, dans les coulisses, vous ne le remarquerez pas, mais cela peut jouer sur votre sexualité :

✓ Modification du col de l'utérus, qui peut se dilater légèrement et s'élever. Cela peut permettre une meilleure pénétration et faciliter le passage du sperme.

✓ L'utérus s'agrandit grâce à l'augmentation du flux sanguin et à la relaxation de ses muscles. Il se prépare à vous offrir des sensations intenses.

Chez les hommes, l'excitation peut se traduire par :

✓ Le pénis qui se dresse fièrement (érection)

✓ Les testicules, quant à eux, peuvent prendre un peu de volume, et remonter.

✓ Et les mamelons ne sont pas en reste ! Certains hommes peuvent aussi ressentir une érection de leurs mamelons.

✓ Pour l'homme comme pour la femme, vous constaterez :

✓ Une accélération du rythme cardiaque en raison de l'augmentation du flux sanguin vers les organes génitaux et d'une réponse générale de l'organisme à l'excitation sexuelle.

✓ Une augmentation de la fréquence respiratoire, qui peut devenir plus rapide et plus profonde parce que vous êtes excité(e), et parce que le sexe c'est aussi une activité sportive !

Dans tous les cas, pour les deux partenaires, c'est le moment où tous les feux de l'excitation sont allumés !

Plateau : Et ça monte, et ça monte ! Dans cette phase, l'excitation sexuelle atteint son apogée. Votre corps est prêt à exploser de plaisir ! Les signes physiques de l'excitation, comme l'érection ou la lubrification, sont à leur maximum. Cette phase peut durer plus ou moins longtemps en fonction des personnes et de leur entraînement. Il s'agit aussi d'être attentif à sa ou son partenaire pour lui procurer un maximum de plaisir.

Orgasme : Boum ! C'est le moment tant attendu, le point culminant de la réponse sexuelle. Votre corps se contracte avec une intensité incroyable, et votre tête en profite aussi, vous avez l'impression d'être transporté(e) dans une autre dimension sous l'effet du plaisir. Chez les hommes, l'orgasme est souvent accompagné d'une éjaculation, tandis que chez les femmes, les contractions de l'utérus et du vagin ajoutent une couche supplémentaire de sensation orgasmique.

C'est comme une explosion de feu d'artifice dans votre corps !

Bon, parfois, le feu d'artifice peut être décevant…ou annulé.

Résolution : Après l'explosion orgasmique, votre corps et votre esprit commencent à redescendre doucement sur terre. Les parties intimes retrouvent leur état de repos, votre respiration et votre rythme cardiaque se calment.

La période réfractaire : C'est le moment où le corps décide de s'accorder une pause après avoir atteint l'apogée du plaisir sexuel ! Cette phase est quasi systématique chez les hommes et se produit peu après l'éjaculation. Pendant cette période, il est tout à fait normal de ressentir une baisse de l'excitation sexuelle et d'avoir du mal à maintenir une érection, ou à en avoir une nouvelle ! Ne vous inquiétez pas, votre corps a juste besoin de recharger ses batteries !

La durée de cette pause varie d'un homme à un autre, c'est un peu comme le temps qu'il faut pour se remettre d'une soirée festive. Certains connaissent une période réfractaire assez courte, durant quelques minutes, ce qui signifie qu'ils pourront repartir pour un autre acte sexuel en un rien de temps. D'autres, au contraire, peuvent avoir une période réfractaire plus longue, pouvant durer quelques heures, voire plus chez les hommes plus âgés. Encore une fois, pas de panique, c'est tout à fait normal ! On parle de « bio-fragilisation de la réponse sexuelle » - avec l'âge et les petits tracas de la vie, il est tout à fait normal d'avoir besoin de plus de temps pour retourner faire l'amour. D'autres facteurs interviennent également : l'état de santé, les hormones, le niveau d'excitation, etc.

Enfin, il est important de noter que chaque individu a sa propre façon de vivre et de ressentir sa réponse sexuelle, et il n'y a pas de « bonne » ou de « mauvaise » façon de la vivre. La réponse sexuelle varie d'une personne à l'autre et peut être influencée par de nombreux facteurs, tels que l'âge, les expériences passées, le contexte relationnel, les émotions, et l'état de santé de la personne. Votre surpoids peut avoir un impact sur chacune de ces quatre phases.

•en résumé•

Dans notre société, l'obésité peut avoir un impact négatif sur l'estime de soi en raison du regard et du jugement des autres. Cette perte de confiance en soi va affecter la vie relationnelle et sexuelle à cause d'une réticence à s'engager dans des activités intimes et il y a un grand risque de diminution de la satisfaction sexuelle. Il est important de ne pas lier sa confiance en soi uniquement à son apparence physique et aux canons de beauté standardisés pour pouvoir profiter d'une vie (globale et sexuelle) épanouissante.

Le surpoids est un facteur de risque reconnu des problèmes de santé, tels que les maladies cardio-vasculaires, le diabète et les perturbations hormonales, qui ont tous un potentiel impact sur la qualité de vie sexuelle, en influençant les différentes phases de la réponse sexuelle.

II. Les troubles de la libido

• Qu'est-ce que la libido ?

La libido peut être définie de plein de façons différentes, mais pour être honnête, ce concept est aussi complexe à comprendre que la notice d'un smartphone rédigée en chinois ! D'un point de vue biologique, la libido peut être vue comme un pas de danse entre nos hormones sexuelles (la testostérone, les œstrogènes, etc.) et nos gènes ou notre anatomie. Sur un versant plus psychologique, la libido serait une force vitale (une pulsion, selon Sigmund Freud) qui nourrit notre développement personnel et notre bien-être émotionnel. Et pour couronner le tout, selon une approche plus socio-culturelle, la libido serait façonnée par les normes, les valeurs et les attentes de la société au sein de laquelle chacun de nous évolue tout au long de sa vie.

En somme, la libido serait une sorte d'« énergie sexuelle » influencée par nos hormones, notre raison, notre culture et notre éducation et qui contribue à notre bien-être émotionnel. En partant de cette définition, nous pouvons différencier deux manifestations de cette même énergie : la libido spontanée, d'une part, et la libido réactive, d'autre part.

Le désir spontané s'exprime lorsque vous êtes tranquillement en train de regarder votre série préférée sur votre PC ou à la télévision, enroulé(e) dans une couverture douillette et que, soudainement, vous vous dites : « *Hmmm, je pourrais bien avoir envie de m'amuser sous la couette, là !* »

C'est comme si votre corps et votre esprit décidaient par eux-mêmes de faire la fête sexuelle, sans aucun élément déclencheur particulier.

D'un autre côté, le désir réactif, c'est quand vous vous retrouvez dans une situation sexy et que vous pensez : « *Oh là là, c'est le moment de passer en mode plaisir !* ». De nombreuses situations peuvent déclencher cela, par exemple lorsque votre partenaire vous fait des caresses sensuelles ou vous murmure des mots coquins à l'oreille, après un simple échange de regards avec un ou une inconnu(e), la réception d'un sms, un parfum qui vous émoustille, ou tout simplement un moment de partage qui vous fait vous sentir proche de l'autre.

Pour faire simple, la libido spontanée c'est un feu qui s'embrase spontanément et sans prévenir, tandis que la libido réactive c'est un interrupteur sur lequel vous pouvez appuyer pour déclencher une phase propice au plaisir lorsque les bonnes circonstances se présentent.

En quelques chiffres :

Chez l'homme : Selon l'enquête CFS (Contexte de la Sexualité en France, 2006), 1,9% des hommes ont eu une absence ou une insuffisance de désir sexuel sur 12 mois et 20,1% ont déjà ressenti, ou ressentent parfois cette diminution de désir.

Chez la femme : des problématiques liées au manque de libido sont retrouvées à hauteur de 11 à 33 % chez les femmes en Europe[ii]. Et après la ménopause, cela grimpe jusqu'à 53 % !

Ne perdons pas de vue que ces chiffres sont principalement européens et que la ménopause n'est pas du tout vécue de la même façon en fonction des continents et des cultures. Chez nous, elle est parfois confondue avec une sorte de « date de péremption », la femme ménopausée n'aurait plus aucun intérêt pour la sexualité, ce qui est complètement faux ! Fort heureusement, beaucoup de femmes vivent une sexualité heureuse et épanouie bien après la ménopause, et parfois même plus heureuse en se sentant libérées des contraintes de la contraception et des injonctions qui pèsent sur les femmes plus jeunes.

Mais les dernières études, notamment l'enquête de l'INSERM sortie en 2024 sur la sexualité des français, montre une tendance à la baisse, tant en ce qui concerne l'activité au cours des douze derniers mois que la fréquence des rapports sexuels au cours des 4 dernières semaines[iii].

• *Quand le désir joue à cache-cache...*

Attention, dans ce qui va suivre, je ne parlerai pas de la diminution passagère de la libido qui peut se voir lors des périodes de grande fatigue (après une naissance, par exemple), lors d'une période de deuil ou encore lors d'une période de stress intense au travail, et qui est tout à fait normale ! L'intérêt pour l'activité sexuelle reviendra à son niveau antérieur une fois la période difficile laissée derrière soi. Je ne parlerai pas non plus d'un éventuel problème d'excitation, qui peut parfois aller de pair avec une baisse de libido et être confondu avec elle. Non, nous allons décrire un véritable trouble de l'intérêt sexuel responsable d'une diminution ou d'une absence complète d'intérêt pour l'activité sexuelle et d'une disparition de réponse à la stimulation sexuelle (incapacité à être sexuellement excité) persistant sur une longue période (au moins 6 mois) et qui génère de la souffrance chez un individu donné.

Il faudra distinguer également les troubles primaires, qui se caractérisent par une absence totale d'intérêt pour l'activité sexuelle depuis le début de la vie adulte, et les troubles secondaires, qui surviennent à un moment donné de la vie, alors que tout allait bien auparavant, et qui sont le plus souvent moins bien acceptés. À l'extrême, il existe chez certaines personnes une aversion sexuelle, c'est-à-dire une réticence extrême à avoir des rapports sexuels, entraînant une grande souffrance personnelle. Dans ce genre de cas, la cause est principalement d'ordre psychologique. Pour vous aider à y voir plus clair, je vous propose de répondre au mini-quiz qui suit.

<u>QUIZZ</u>

Question 1 :

a. Depuis au moins six mois, je n'ai plus aucun intérêt pour les activités sexuelles (que ce soit des caresses, une fellation, un cunnilingus ou autre), même si mon partenaire est déguisé en super-héros

b. Parfois, je ressens un manque d'intérêt pour les activités sexuelles, mais si c'était Brad P. ou Angelina J. qui frappait à ma porte, ils ne passeraient pas la nuit dans la baignoire !

c. Je suis toujours partant(e) pour les aventures coquines, même si mon partenaire se met à me lire l'annuaire téléphonique avec une voix morne.

Question 2 :

a. J'ai vu passé deux saisons depuis la dernière fois que je me suis pris pour un/e explorateur/rice sensuel(le) et je me sens incapable de répondre aux initiatives de mon/ma partenaire.

b. Parfois, j'ai du mal à prendre l'initiative ou à répondre aux avances de mon/ma partenaire, sauf si on me fait des clins d'œil suggestifs avec une baguette magique.

c. Je suis toujours prêt(e) à prendre les devants ou à répondre avec facilité aux avances de mon partenaire, que ce soit en initiant des moments intimes ou en répondant favorablement à ses propositions.

Question 3 :

a. Depuis plusieurs mois, j'ai peu, voire pas du tout, ou beaucoup moins, de fantasmes ou de pensées sexuelles ou érotiques, alors qu'avant, cela m'arrivait sans problème.

b. Parfois, j'ai moins de fantasmes ou de pensées érotiques.

c. J'ai toujours des fantasmes et des pensées sexuelles agréables dans la tête, même quand je suis entouré(e) de bougies parfumées au fromage.

Question 4 :

a. Depuis plus de six mois, les stimuli sexuels, tels que des lettres coquines, des sextos, un partenaire habituellement attirant, des mots doux ou des paroles excitantes n'ont plus aucun intérêt à mes yeux, alors qu'avant je les appréciais beaucoup.

b. Parfois, les stimuli sexuels ont moins d'effet sur moi, mais je reste ouvert(e) à expérimenter de nouvelles choses.

c. Je suis toujours réceptif(ve) aux stimuli sexuels habituels, en particulier si mon partenaire utilise des jeux de mots coquins !

Résultats

Il n'y a pas réellement de suspense, vous l'aurez compris : si vous avez répondu a. à toutes les questions, vous présentez probablement un trouble de la libido, et cela mérite d'être pris en charge avec un professionnel de la santé sexuelle.

• Explorez les raisons possibles derrière ces troubles

LES CAUSES PSYCHOLOGIQUES ET RELATIONNELLES

✓ Une mauvaise estime de soi peut entraîner une diminution de la libido. Lorsque l'on ne se sent pas sexy, pas désirable, c'est difficile de ressentir du désir pour soi-même ou envers les autres. Et c'est aussi très difficile d'accueillir le désir de l'autre, de se laisser désirer !

✓ Lorsque l'on se sent déprimé, on ressent une perte d'intérêt pour la vie de façon générale, et cette perte de l'élan vital inclut la sexualité. Si lire un bon livre, faire une balade, manger un plat que vous appréciez ou regarder un épisode de votre série préférée ne vous procure plus aucun plaisir, il n'est pas étonnant que la sexualité soit le cadet de vos soucis ; à cause du syndrome dépressif, vous n'avez plus l'énergie nécessaire pour nourrir votre libido.

✓ Les troubles psychotiques, tels que la schizophrénie ou un trouble bipolaire, ont le plus souvent un impact sur la libido. Les hallucinations, par exemple, interfèrent avec la capacité à ressentir du désir sexuel, que ce soit en plus ou en moins ! Et puis, nous en reparlerons un peu plus loin, les traitements (neuroleptiques) qui permettent de stabiliser les personnes présentant un trouble psychotique ne sont vraiment pas un cadeau.

✓ L'anxiété sexuelle est un état d'inquiétude ou de peur lié à l'acte sexuel. Elle peut être causée par des attentes trop élevées, la crainte de ne pas être « assez performant » ou des traumatismes vécus dans le passé. L'anxiété sexuelle inhibe le désir et si, malgré tout, vous avez encore assez d'envie pour vous lancer dans une relation sexuelle, l'anxiété peut aussi gêner les étapes suivantes menant au plaisir.

✓ Le stress peut être défini comme une réponse physiologique et psychologique de notre corps lorsqu'il est confronté à un changement de situation ou à une pression extérieure. Il s'agit donc d'une réaction naturelle et adaptative de l'organisme pour faire face à des situations perçues comme menaçantes pour son intégrité physique ou psychique ; mais le stress est aussi ressenti lorsque nous faisons face à une situation positive ! Tiens, demandez-vous par exemple si vous avez connu l'une des situations suivantes au cours de la dernière année et comment vous avez réagi : une promotion, un décès, un mariage, une maladie, une naissance, une prise de tête avec votre partenaire ? Dites-vous bien que tous ces petits stress, négatifs ou positifs, remplissent votre réservoir et peuvent avoir un impact négatif sur la libido. Pendant que votre corps est en train de s'adapter à un changement, et parce que votre esprit est préoccupé par le souci du moment, votre désir sexuel peut diminuer, c'est une réaction passagère normale. Et vous le savez bien, nous vivons aujourd'hui dans une société qui marche sur la tête et dans laquelle le stress est chronique, impossible d'y échapper !

✓ Des conflits conjugaux : Les tensions relationnelles, les conflits non résolus et les problèmes de communication au sein du couple ont un impact négatif sur la libido. Si vous êtes tendu(e) à la maison, que vous ne passez plus des moments de qualité avec votre partenaire mais que vous vous prenez la tête tous les jours, votre désir risque rapidement d'en souffrir.

✓ Une orientation sexuelle non définie ou assumée : pour certaines personnes, c'est trop compliqué d'assumer son orientation sexuelle réelle et cela peut créer une tension interne responsable d'une inhibition de la libido. C'est plutôt logique de ne pas avoir envie de son/sa partenaire si, tout au fond de soi, on est plutôt attiré par les personnes du même sexe que nous !

✓ La paraphilie, qui fait référence à des intérêts sexuels « atypiques » ou « déviants » (avant, on parlait de « perversions » !), peut également jouer sur la libido. Par exemple, si vous ne ressentez du désir que pour les personnes chaussées de bottes en cuir, zippées sur le côté intérieur, avec un petit nœud bleu (et pas rose), et si votre partenaire n'aime pas en porter, cela risque d'entraîner des difficultés au sein du couple. Vos préférences sexuelles n'étant pas pleinement satisfaites, peuvent apparaître un sentiment de frustration et une diminution de la libido.

LES CAUSES ORGANIQUES

✓ De nombreuses maladies, telles que les infections chroniques ou les troubles endocriniens, peuvent être cause de fatigue chronique et d'une diminution de l'énergie, ce qui impacte la qualité de vie des patients et peut faire chuter leur libido.

✓ Le cycle hormonal normal chez la femme, qui permet l'ovulation et qui donne les règles chaque mois, peut modifier l'état émotionnel et les capacités relationnelles des femmes en fonction des différentes phases du cycle, et cela peut faire varier leur libido.

✓ Examinons maintenant les perturbations hormonales les plus fréquentes : en premier lieu, les hommes et les femmes peuvent ressentir une baisse du désir sexuel en raison d'une diminution du taux de testostérone. En cas de surpoids chez un homme, l'accumulation de la graisse abdominale fait baisser la testostérone à cause de l'augmentation d'une enzyme (appelée aromatase) qui convertit la testostérone en œstrogènes. Chez la femme, l'excès de graisse entraîne également une augmentation du niveau d'œstrogènes, ce qui va perturber l'équilibre hormonal et potentiellement impacter le cycle menstruel et le désir sexuel. Autre perturbation hormonale assez fréquente, une augmentation de la prolactine (une hormone associée à la lactation chez la femme), qui peut faire baisser la libido.

✓ La fatigue chronique est un facteur de risque important qui peut faire baisser la libido. La fatigue peut être liée à un manque de sommeil, au stress ou aux tâches de la vie quotidienne. Les personnes en obésité sont plus susceptibles de souffrir de troubles du sommeil, tels que l'apnée du sommeil ou l'insomnie, et peuvent faire face à une fatigue accrue en accomplissant des tâches physiques qui peuvent sembler anodines, sans compter le coût émotionnel lié à la stigmatisation sociale. Si on ajoute des responsabilités professionnelles ou familiales, votre vie sexuelle sera forcément impactée par votre épuisement.

✓ La consommation excessive de tabac ou d'alcool perturbe également le système hormonal et peut affecter la libido. Notez également qu'une personne addict qui parvient à se sevrer en alcool devra patienter un an ou deux pour que son corps retrouve un équilibre hormonal normal.

✓ Les autres dysfonctions sexuelles jouent aussi sur la libido ! En effet, des douleurs ressenties au cours des rapports sexuels, ou l'absence de plaisir, c'est-à-dire des difficultés dues à des causes organiques ou psychologiques, ont un effet négatif sur l'envie d'avoir une activité sexuelle. Et il est parfois très difficile de déterminer qui, de l'œuf ou de la poule, est apparu en premier !

LES TRAITEMENTS MÉDICAMENTEUX

Certaines familles de médicaments sont connues pour impacter la libido, voici les caractéristiques des quatre plus connues : les bêta-bloquants, les antidépresseurs, les neuroleptiques et les anxiolytiques.

- ✓ Les bêtabloquants, utilisés pour traiter l'hypertension artérielle et les problèmes cardiaques, bloquent les récepteurs bêta-adrénergiques, ce qui peut réduire le flux sanguin vers les organes génitaux et affecter la réponse sexuelle.
- ✓ Certains antidépresseurs, tels que les inhibiteurs sélectifs de la recapture de la sérotonine (ISRS), sont largement utilisés pour traiter la dépression, mais ils peuvent entraîner une diminution du désir sexuel chez de nombreux patients.
- ✓ Les neuroleptiques sont des médicaments utilisés pour traiter les troubles psychotiques et peuvent également avoir un impact négatif sur la libido, en particulier en raison de leur effet sur les niveaux de dopamine et de

prolactine, toutes deux impliquées dans la réponse sexuelle.

✓ Enfin, les anxiolytiques, utilisés pour traiter le stress ou l'anxiété, peuvent avoir un effet sédatif et réduire l'excitation sexuelle de certaines personnes.

Attention !

Tout le monde ne réagit pas de la même façon à ces familles de médicaments et les difficultés sexuelles ne sont fort heureusement pas systématiques. En revanche, si l'un de ces médicaments vous a été prescrit et que vous ressentez une gêne ou une difficulté, vous devez en parler au médecin prescripteur pour évaluer la situation et ajuster le traitement si nécessaire, afin de trouver des solutions alternatives pour maintenir une vie sexuelle satisfaisante. Vous pouvez aussi vous dire que votre vie sexuelle n'est pas la priorité pour le moment et prendre le temps de soigner votre dépression !

• ***Quelques pistes pour raviver la flamme***

✓ Comprendre le mécanisme du désir.
Pour vous faire comprendre la théorie du désir selon le système « à double contrôle », imaginez-vous un instant au volant de votre voiture (qui remplace ici votre corps) : pour conduire votre véhicule (autrement dit, pour faire augmenter ou baisser votre niveau de désir sexuel), deux systèmes interconnectés sont mis en jeu : un système

d'accélération et un système de freinage.

L'accélérateur représente tout ce qui augmente chez vous l'excitation sexuelle et le désir. Cette pédale est activée par un grand nombre de stimuli sexuels, tels que vos fantasmes, des images érotiques ou des stimuli physiques (caresses, etc.). Le système d'accélération est généralement plus actif chez les personnes ayant une libido élevée, mais il est tout à fait possible de travailler sur ce point.

Le système de freinage, quant à lui, inhibe l'excitation sexuelle. Il peut être activé par des facteurs internes (votre frein à main) et externes (la pédale de frein). Or, des freins, nous en avons souvent beaucoup dans nos vies, songez au stress, à la fatigue, aux soucis relationnels, aux croyances négatives sur la sexualité, aux traumatismes vécus dans le passé, etc.

Vous avez bien l'image en tête ? Pensez maintenant à tous ces facteurs qui pèsent sur la pédale de frein, vous vous doutez bien que si vous accélérez sans les retirer, votre moteur fera peut-être du bruit, mais votre voiture ne pourra pas avancer ! Pour ce qui est de votre libido, cela fonctionne de la même façon : si vous ne prenez pas conscience de tout ce qui peut vous freiner et que vous ne faites rien pour lever le poids qui pèse sur cette pédale, vous et votre partenaire ne pourrez pas mettre en place plein de nouvelles habitudes censées booster le désir, rien de positif ne pourra se passer. Il est important de travailler sur vous-même pour mieux comprendre vos freins, seul ou avec un thérapeute, et de savoir communiquer sur vos blocages avec votre partenaire, ce sera le meilleur moyen de faire rouler votre véhicule sur l'autoroute du plaisir !

Précisons que tous les efforts que vous ferez auront un effet quand même, plus on essaie des choses pour booster le désir (accélération) et plus on a de facilités pour lever ses propres freins. Gardez toujours confiance en vous !

✓ Travailler sur l'image de soi

Développer une meilleure estime de soi et cultiver une image positive de son corps, que l'on vienne de prendre du poids ou d'en perdre, favorise la confiance en soi. Pour mieux accepter votre corps et améliorer votre perception corporelle, vous pouvez travailler sur vous à l'aide de techniques de développement personnel ou en suivant une psychothérapie.

✓ Gérer votre stress

Des techniques de relaxation, comme la méditation, la sophrologie, ou même parfois du dessin, des séances de massage, du yoga ou encore du shiatsu, peuvent constituer une aide précieuse pour vous apprendre à réguler votre stress.

✓ Travailler sur la communication dans le couple

Bien communiquer dans son couple permet de résoudre de très nombreux conflits et cela aura un effet positif sur la libido des deux partenaires. Cela permet aussi de mieux communiquer sur ses besoins sexuels ! Que ce soit avec l'intervention d'un tiers ou non, il ne faut jamais attendre un blocage complet pour travailler à améliorer sa relation.

✓ Orientation sexuelle

Si vous avez des doutes sur votre propre orientation sexuelle, ou si vous ressentez des conflits internes à ce sujet, il vous sera très bénéfique de consulter un thérapeute spécialisé dans les questions LGBTQIA+ pour obtenir un soutien et une guidance.

✓ Substances toxiques

Réduire ou éliminer la consommation de tabac, d'alcool ou de cannabis (et de plein d'autres substances psycho-actives que nous n'avons pas la place de nommer ici) vous aidera à améliorer votre libido. Consultez auprès d'une équipe spécialisée en addictologie[iv] si vous ressentez une difficulté à vous en passer.

✓ Gérer la fatigue

Il est important de prendre soin de soi en s'assurant d'avoir suffisamment de temps de repos et de détente. Si vous rencontrez des problèmes de sommeil, là encore, consultez un professionnel de santé.

✓ Questionner la norme

Vous voyez les couvertures des magazines féminins, qui attirent les passants avec des titres du type : « *On connait enfin le nombre idéal de rapports sexuels qu'il faut avoir chaque semaine* » ? Attention, spoiler : Il n'existe aucune norme sur la « bonne » fréquence des rapports sexuels au sein d'un couple ! Chaque individu est unique et la libido varie énormément d'une personne à une autre, et aussi d'une période à une autre. C'est la société qui veut vous faire croire que le nombre de rapports que vous avez est un indicateur de votre bonne santé sexuelle. Et c'est la même chose en ce qui concerne la durée des rapports sexuels ou la capacité à atteindre l'orgasme ! Donc, si à cause de cette pression vous pensez avoir un problème de désir, commencez par questionner cette norme sociale car, après tout, si la fréquence de vos rapports sexuels vous convient, en quoi ne seriez-vous pas normal(e) ? Questionner la norme, c'est reconnaître cette diversité et accepter que vos propres désirs sexuels puissent être (très) différents de ceux des autres. Et vous pouvez ressentir une pression très forte en cas d'obésité, car la société a tendance à imposer des normes de beauté et de désir sexuel très souvent exclusives et discriminatoires envers les gens qui sont différents des attentes de la société.

Attention !

Consultez un médecin ou demandez de l'aide dans les cas suivants :

✓ Si vous suspectez une maladie, un trouble hormonal, ou si vous prenez un traitement qui affecte votre libido, parlez-en à votre médecin ! Il pourra proposer une alternative ou ajuster la posologie du médicament pour minimiser les effets sur le désir sexuel.

✓ Si vous ressentez des douleurs pendant les rapports sexuels, ou si vous avez repéré un autre dysfonctionnement, consultez auprès d'un sexologue. Celui-ci vous aidera à identifier les causes du problème et vous proposera un plan de traitement adapté.

✓ Si vous souffrez de dépression ou de troubles psychotiques, il est essentiel de consulter un professionnel de la santé mentale pour obtenir un traitement adapté. Le traitement de la dépression aide à restaurer un intérêt général pour la vie, et donc pour la sexualité.

✓ Travaillez votre anxiété sexuelle ! Il peut être bénéfique de consulter un thérapeute spécialisé dans les troubles sexuels en cas d'anxiété, car il vous aidera à développer des stratégies pour mieux la gérer et ainsi profiter de la sexualité.

- La libido peut être définie comme une énergie sexuelle complexe soumise à l'influence de nos hormones, de notre raison, de notre culture et de notre éducation, qui contribue pour une grande part à notre bien-être émotionnel. On distingue la libido spontanée, quand un désir sexuel survient sans raison apparente, et la libido réactive, qui correspond à notre réponse sexuelle quand nous sommes stimulés(e) de façon appropriée.
- On parle de trouble de la libido en cas de diminution ou d'absence d'intérêt pour toute activité sexuelle sur une période de plus de six mois, avec un sentiment de souffrance. Les causes peuvent être multiples : psychologiques, médicales ou médicamenteuses.
- Pour améliorer la libido, plusieurs pistes existent : comprendre le mécanisme du désir sexuel en utilisant le concept du système à double contrôle, travailler sur l'estime de soi et la communication au sein de son couple, mieux gérer le stress et la fatigue, savoir questionner les normes sociales, limiter la consommation de substances toxiques.
- En cas de déséquilibres hormonaux, de douleurs pendant les rapports sexuels, de troubles psychologiques ou d'anxiété sexuelle, il ne faut pas hésiter à consulter un professionnel de santé.

III. Les troubles de l'excitation

CHEZ L'HOMME

Avoir un pénis, c'est bien, savoir comment il fonctionne, c'est mieux !

Petit rappel anatomique et fonctionnel

Souvenez-vous du schéma de la réponse sexuelle que nous avons vu plus haut. Ce qui indique qu'un homme est entré dans la phase d'excitation, c'est le plus souvent l'érection. De ce fait, un trouble de l'excitation chez l'homme est généralement appelé « dysfonction érectile » ou « impuissance » ; en gros, on dit que le monsieur connaît une « panne ». Mais avoir une panne de temps en temps, ça arrive à tout le monde ! Pour parler de dysfonction, il faut que la difficulté à avoir une érection ou à la maintenir, devienne un problème récurrent ou persistant dans le temps.

Pour mieux comprendre le mécanisme de l'érection, je vous présente ci-dessous un schéma de pénis, et vous comprendrez mieux pourquoi, dans le cas de l'obésité, ça peut devenir plus compliqué.

Sur cette coupe anatomique d'un pénis, vous distinguez les corps caverneux et le corps spongieux, (situé en dessous des corps caverneux, et qui entoure l'urètre, le tuyau qui permet l'émission de l'urine et du sperme).

Dessin de coupe d'un pénis

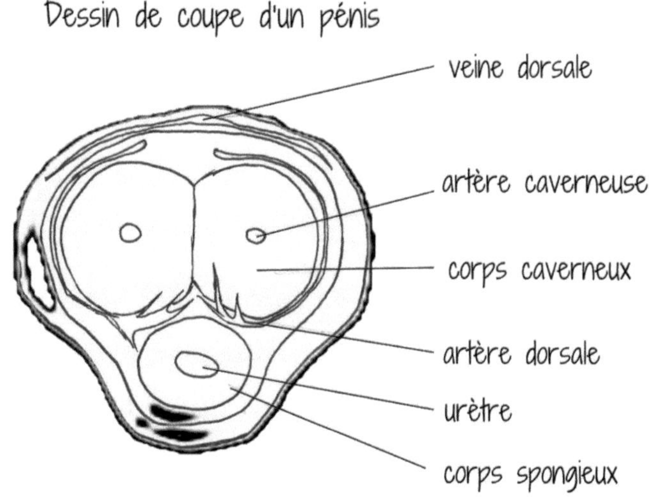

Ces corps caverneux se gorgent de sang au moment de l'érection et cela grâce à des muscles un peu spéciaux, appelés muscles lisses. Il ne s'agit pas des mêmes muscles que le biceps du bras, par exemple, que vous pouvez contrôler volontairement quand vous le souhaitez, ils font partie des muscles qui travaillent automatiquement, sans que vous ayez à y penser. Au cours de la phase d'excitation sexuelle, votre cerveau envoie un signal nerveux jusqu'au pénis pour demander aux muscles lisses de se relâcher. Au fur et à mesure que le message se propage, les muscles lisses se détendent, permettant ainsi une vasodilatation artérielle : les vaisseaux sanguins du pénis s'élargissent pour accueillir de plus en plus de sang et les corps caverneux se gorgent de sang et gonflent (comme des petites éponges), créant une pression sur eux-mêmes et comprimant les artères centro-caverneuses pour retenir momentanément le sang. Ce mécanisme de relaxation musculaire entraîne une érection !

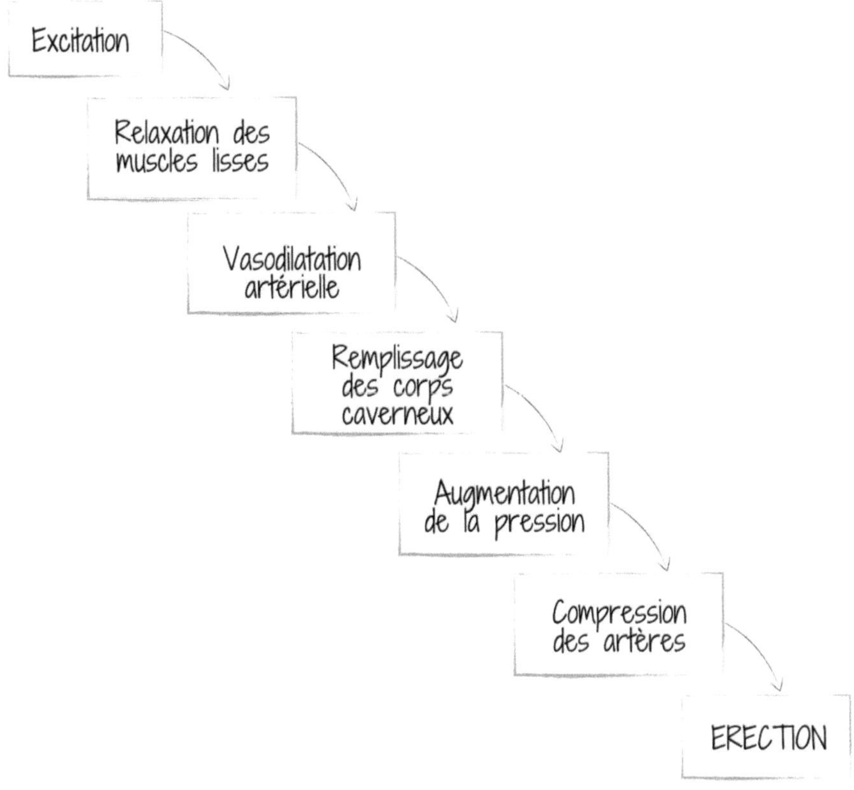

Avertissement : tous les hommes en surpoids ne développent pas les problèmes de santé que nous allons décrire ci-après, mais il existe un fort lien entre l'obésité et ces complications médicales. Sans surprise, nous allons retrouver notre top 3 de l'impact de l'obésité sur le corps, potentiellement responsable de difficultés sexuelles.

N° 1 : les problèmes cardiovasculaires. Eh oui, l'hypertension artérielle, les dyslipidémies (excès de cholestérol ou de triglycérides dans le sang) peuvent provoquer une inflammation généralisée dans le corps, qui peut notamment endommager les vaisseaux sanguins (athérome). Or, nous venons de le voir juste au-dessus, les vaisseaux sanguins sont cruciaux pour obtenir une érection de qualité !

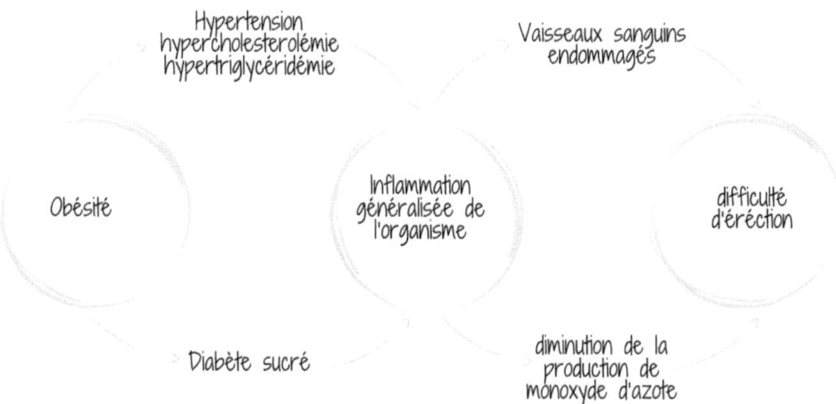

N° 2 : le diabète sucré, ou diabète de « type 2 », cause également une inflammation généralisée de l'organisme. Cette inflammation est responsable d'une diminution de la production de monoxyde d'azote, un neuro-transmetteur essentiel dans le mécanisme de l'érection. Bien entendu, la combinaison de ces différents facteurs - inflammation, vaisseaux sanguins endommagés, diminution de la production de monoxyde d'azote - peut conduire à des difficultés d'érection.

N°3 : Le déséquilibre hormonal (parce qu'il n'y a pas que les femmes qui galèrent avec leurs hormones !). L'obésité provoque souvent chez l'homme une augmentation des niveaux d'œstrogènes et une diminution des niveaux de testostérone.

Or, si la testostérone est importante pour la libido et pour la production de sperme chez l'homme, elle est aussi essentielle dans le maintien d'une bonne masse musculaire. Autrement dit, moins de testostérone = diminution de la bonne santé musculaire (avec un impact sur les fameux muscles lisses) et réduction de la force et de l'endurance de l'individu.

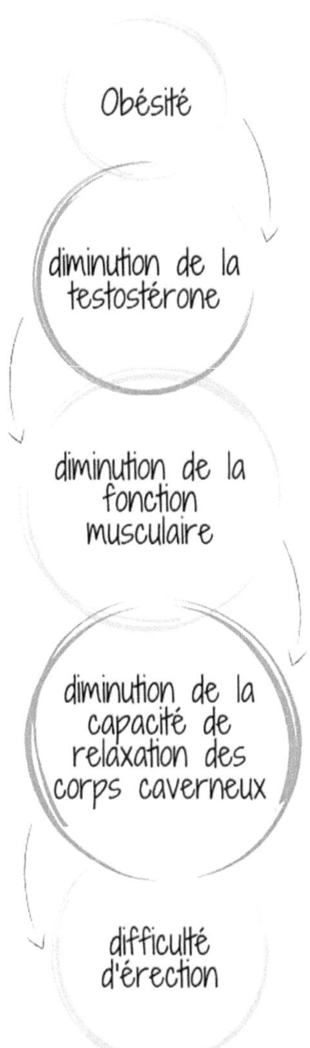

Et la prostate ?

Rappel des faits : La prostate est une glande de petite taille qui fait partie du système reproducteur masculin. Elle est située juste au-dessous de la vessie et entoure l'urètre. La prostate produit un liquide, appelé liquide prostatique, qui fait partie de la composition du sperme et qui aide à nourrir et à protéger les spermatozoïdes.

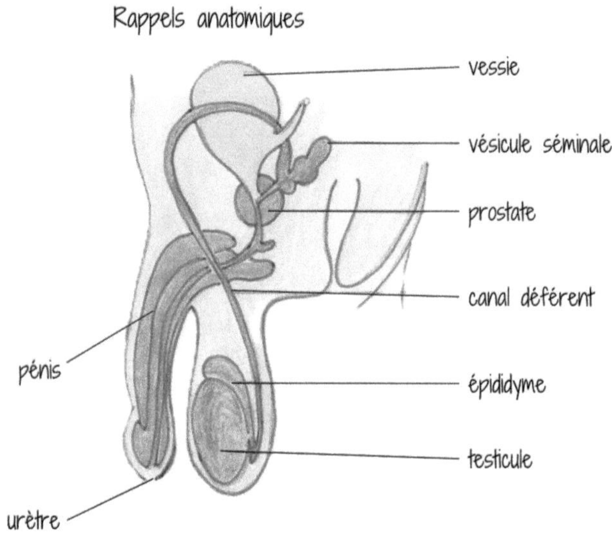

Elle peut entraîner des difficultés d'érection quand elle est trop volumineuse, ou en cas de développement d'un cancer. La prostate grossit avec l'âge chez tous les hommes, mais elle est aussi plus grosse en cas d'obésité, quel que soit l'âge de l'individu.

Quant au risque de cancer, là encore, mauvaise pioche : l'obésité modifie le métabolisme des hormones sexuelles et l'excès de graisse est un facteur de risque de cancer de la prostate…

CHEZ LA FEMME

<u>Nous allons vous faire redécouvrir le clitoris !</u>

Premier constat, hommes et femmes sont assez semblables quand on compare leurs appareils génitaux !

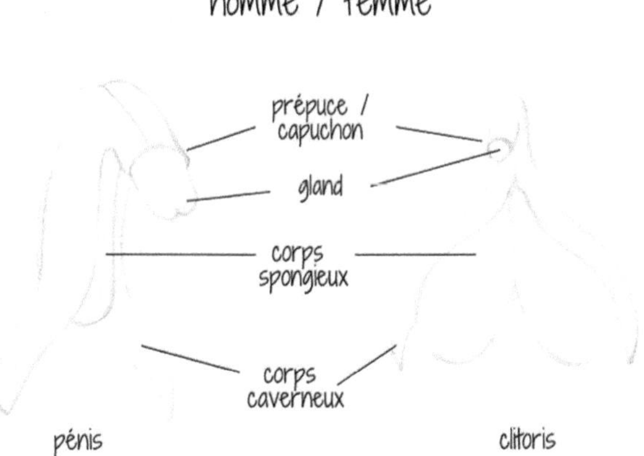

Bien sûr cela ne saute pas aux yeux au premier coup d'œil si vous comparez un homme et une femme, mais grâce à l'embryologie (l'étude du développement des tissus à partir de l'œuf fécondé), nous savons que les appareils génitaux masculins et féminins sont similaires :

Du côté féminin, nous avons la vulve, comprenant les grandes lèvres et les petites lèvres ainsi que le gland du clitoris, tandis que du côté masculin, nous avons le pénis et le scrotum, la poche fermée qui abrite les deux testicules.

En fait, les grandes lèvres chez la femme sont équivalentes au scrotum chez l'homme, et les petites lèvres peuvent être comparées au prépuce recouvrant le gland. Le gland du clitoris chez la femme est analogue au gland chez l'homme, une zone extrêmement sensible (la plus sensible de tout l'organisme !) et érectile.

À l'intérieur du vagin, nous trouvons le col de l'utérus, tandis que chez l'homme, le pénis contient l'urètre. Les parois vaginales élastiques correspondent aux tissus érectiles (corps caverneux et corps spongieux) du pénis masculin. L'utérus chez la femme et la prostate chez l'homme sont des organes internes importants pour la reproduction.

Enfin, les ovaires féminins et les testicules masculins produisent les hormones sexuelles et les gamètes (ovules et spermatozoïdes). Cette grande similitude anatomique et embryologique entre les sexes va vous permettre de comprendre pourquoi les problèmes de santé liés à l'obésité peuvent impacter les hommes et aussi les femmes !

Ça vous dit, une visite guidée ?

Si vous prenez un miroir (ce que je vous invite vivement à faire au moins une fois pour découvrir votre corps !), vous pouvez admirer votre vulve, tout à l'extérieur, les grandes lèvres encadrant les petites lèvres.

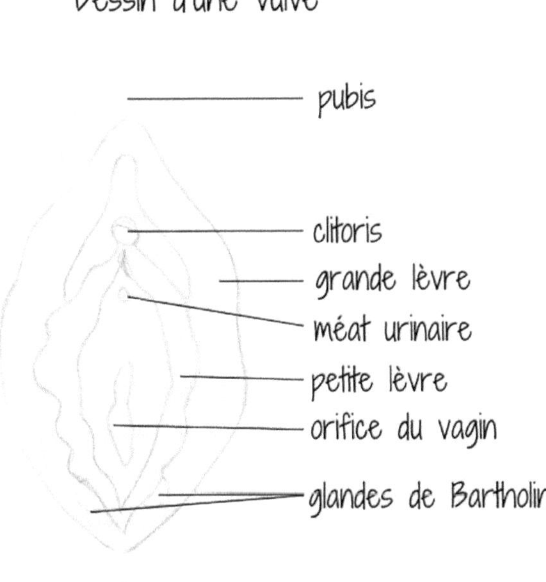

Dessin d'une vulve

Les petites lèvres sont plus délicates et entourent l'entrée du vagin, en bas de la vulve. En haut, au-dessus du méat urinaire, se trouve le gland du clitoris, l'unique organe du plaisir chez la femme, clitoris qui, tout comme le pénis, entre en érection pendant la phase d'excitation. Au fond du vagin se trouve le col de l'utérus, qui relie le vagin à l'utérus. Les parois vaginales sont élastiques et peuvent donc changer de taille pendant le coït (et pendant l'accouchement). Enfin, de chaque côté de l'utérus nous trouvons les trompes de Fallope et les ovaires, ces derniers étant responsables de la production des hormones sexuelles féminines (œstrogènes et progestérone) et étant le lieu de stockage des ovules.

Et bien, pour les mêmes raisons que chez les messieurs ! En cas de surpoids, nous l'avons déjà vu, se produisent une augmentation du niveau d'œstrogènes et une diminution du niveau de testostérone, comme chez l'homme, ce qui peut affecter l'excitation sexuelle. Chez la femme, on peut aussi rencontrer des problèmes d'hyperprolactinémie. Toutes ces variations hormonales ont une influence négative sur la lubrification vaginale et sur la sensibilité des zones érogènes (seins, vulve notamment), ce qui rend plus compliqué l'entrée dans la phase d'excitation sexuelle. Si à cela s'ajoute un diabète ou une maladie des artères, la circulation sanguine sera moins bonne au niveau des organes génitaux, et cela aussi va causer une diminution de la sensibilité. Si vous ne ressentez pas grand-chose quand on vous caresse (ou quand vous-même vous caressez), il sera difficile de faire monter facilement votre niveau d'excitation...

• *Que faire pour « réveiller la bête » qui sommeille en vous ?*

Tout d'abord, et c'est peut-être déjà votre cas, il est important de changer de mode de vie : adopter une alimentation plus équilibrée, apprendre à mieux se reposer, faire de l'exercice physique régulièrement et éviter les substances toxiques, telles que l'alcool, le tabac ou le cannabis. Si le problème de manque d'excitation est lié à des facteurs psychologiques, tels que le stress, l'anxiété ou des problèmes relationnels au sein de votre couple, une thérapie individuelle ou de couple sera bénéfique pour explorer les causes sous-jacentes et développer des stratégies d'amélioration.

Chez la femme, si le problème vient d'un déséquilibre hormonal, une thérapie hormonale peut être prescrite par un endocrinologue (ou un gynécologue) pour corriger les niveaux en œstrogènes ou en testostérone.

Chez l'homme, un déficit en testostérone (pas si facile à mettre en évidence sur un bilan sanguin en raison des difficultés pour effectuer un dosage fiable) pourra être corrigé avec un traitement de substitution sous forme de gel, de patch, d'injections ou même de comprimés. La dysfonction érectile chez l'homme peut être prise en charge de différentes façons. Les médicaments les plus couramment utilisés sont les inhibiteurs de la phosphodiestérase de type 5 (IPDE5), comme le sildénafil ou le tadalafil, dont l'efficacité sur l'érection a été largement démontrée. Notez qu'un bilan doit être réalisé au préalable avec un cardiologue, si vous avez plus de 50 ans et que vous présentez des facteurs de risque cardio-vasculaires (HTA, diabète, surpoids, tabagisme, etc.). D'autres traitements sont possibles, comme une crème à base de prostaglandines à instiller dans le méat urinaire du pénis, et aussi des injections de prostaglandines dans les corps caverneux qui déclenchent une érection en 5 à 10 min.

Enfin, pensez à consulter un sexologue si vous ressentez le besoin d'explorer les facteurs psychologiques, relationnels ou émotionnels qui affectent votre désir et votre excitation sexuelle. Avec son aide, vous pourrez apprendre des techniques spécifiques (exercices de sensibilisation, techniques de relaxation, exercices de stimulation sensorielle) pour accroître le désir et l'excitation et mieux profiter de votre sexualité.

• en résumé •

- L'obésité et son cortège de complications (diabète, maladies cardiovasculaires, déséquilibres hormonaux) jouent volontiers les trouble-fête pour votre excitation. Il est essentiel de prendre tous ces facteurs en considération et d'apprendre à les corriger pour préserver votre bonne santé sexuelle !
- N'hésitez pas à consulter auprès d'un professionnel de santé pour adopter un nouveau mode de vie, pour une thérapie individuelle ou de couple, et osez rencontrer un(e) sexologue pour explorer avec lui/elle les causes sous-jacentes qui pourraient freiner votre libido et pour développer les meilleures stratégies d'adaptation.
- La réponse est en vous, faites-vous confiance pour trouver des solutions qui vous conviendront !

IV. Les troubles du plaisir et de l'orgasme

• L'orgasme, qu'est-ce donc ?

Selon le schéma de Masters & Johnson, l'orgasme semble être le point culminant d'un rapport sexuel, mais il ne survient pas à chaque rapport ! Il est tout à fait possible de ressentir beaucoup de plaisir tout au long d'un rapport sans pour autant atteindre l'apogée orgasmique. Ce sera pour la prochaine fois.

Un rapport sexuel ne doit pas être une course à la jouissance, au risque de se mettre trop de pression et de ne plus être capable de se relâcher pour profiter du plaisir ! Quand l'orgasme survient, grâce à une bonne alchimie entre divers éléments physiques et psychologiques, chacun(e) va connaître différentes formes de plaisir, d'intensité variable selon les individus et le contexte. Personne n'est capable de donner une définition simple de l'orgasme, c'est une expérience propre à chacun(e), presque impossible à mettre en mots. Chez la femme, le sommet du plaisir se manifeste physiquement par des contractions musculaires de la paroi du vagin et par une rétraction du clitoris, accompagnées d'une accélération du rythme cardiaque, mais pour le reste, chaque femme pourra décrire des sensations bien différentes (frissons dans tout le corps, sensation de chaleur intense, explosion dans la tête, etc.).

Chez l'homme, l'éjaculation est considérée comme l'apogée du plaisir et correspond schématiquement à l'orgasme masculin. Mais ne perdez pas de vue que l'éjaculation est un réflexe de l'organisme, une réponse automatique à la friction du gland. Elle survient après l'érection et dépend du niveau d'excitation sexuelle, mais elle ne garantit pas forcément l'orgasme. Eh oui, certains hommes peuvent éjaculer sans avoir d'orgasme, et inversement, d'autres ont parfois un orgasme sans éjaculation ! Là encore, les mots manquent pour décrire les sensations que connaissent les hommes à ce moment ! A chacun son expérience !

• Et qu'est-ce qu'un trouble du plaisir ?

Les troubles du plaisir, également connus sous le nom d'anorgasmie ou d'inhibition de l'orgasme, se réfèrent à une difficulté persistante ou récurrente à atteindre l'orgasme, ou à éprouver du plaisir sexuel, malgré une stimulation adéquate. Si dans 75 % de vos activités sexuelles (sexe oral, pénétration, masturbation, à 2 ou à 5 personnes), malgré toute la bonne volonté que vous y mettez et le savoir-faire de votre partenaire, vous n'arrivez pas à prendre du plaisir, et cela pendant plus de six mois, alors oui, on peut parler d'anorgasmie.

On va différencier plusieurs types de problèmes :

✓ Anorgasmie primaire : si vous n'avez jamais connu d'orgasme depuis le début de votre vie sexuelle.
✓ Anorgasmie secondaire : si vous avez déjà connu le plaisir auparavant, mais que vous n'arrivez plus à en prendre.
✓ Anorgasmie situationnelle : lorsque vous pouvez obtenir un orgasme dans certaines situations, mais jamais dans d'autres.

• *Pourquoi ?*

✓ Une mauvaise estime de soi et une image négative de son propre corps peuvent entraver la recherche du plaisir sexuel. En effet, il est difficile de se laisser aller lorsque l'on a l'impression de se juger soi-même, comme un spectateur extérieur trop critique, ou lorsque l'on cherche à tout contrôler.
✓ Si vous n'êtes pas familier avec votre propre corps, si vous n'avez jamais vraiment exploré vos zones érogènes, par timidité ou par manque d'éducation, il sera beaucoup plus difficile de savoir ce qui vous procure du plaisir. Cette méconnaissance rendra l'exploration sexuelle moins satisfaisante avec votre partenaire et risque d'entraver votre capacité à atteindre l'orgasme.
✓ Comme vu précédemment, la recherche du plaisir peut

être perturbée par de multiples causes organiques : une opération chirurgicale sur la prostate ou sur l'urètre, un hypogonadisme (manque d'hormones par insuffisance thyroïdienne, surrénalienne ou hypophysaire), une infection génitale non ou mal traitée, ou encore des douleurs chroniques causées par une maladie ou par le surpoids.

✓ Les causes médicamenteuses ne sont pas en reste et nous allons retrouver le « trio gagnant » responsable de multiples problématiques sexuelles, composé des neuroleptiques, des antidépresseurs et des anxiolytiques. En effet, les neuroleptiques et les antidépresseurs, en particulier les inhibiteurs sélectifs de la recapture de la sérotonine (ISRS), réduisent fortement la sensibilité sexuelle et donc la capacité à ressentir du plaisir. Quant aux anxiolytiques, tels que les benzodiazépines, ils ont tendance à engourdir le corps et réduisent les sensations sexuelles.

✓ En cas de conflit avec son ou sa partenaire, il est possible de laisser de côté les prises de tête et de ne pas trop cogiter pendant les rapports sexuels, mais les conflits vont quand même générer du stress et une tension émotionnelle. Si vous avez du ressentiment, de la colère ou de la frustration à cause des disputes avec votre partenaire, cela va diminuer votre capacité à vous détendre et à vous laisser aller pendant les rapports sexuels, et cela compliquera les possibilités d'avoir du plaisir.

✓ Le vieillissement nous concerne tous et, ce n'est pas drôle, mais quand on est plus âgé, l'orgasme met plus de temps à arriver, pour les hommes comme pour les femmes. Problème : les personnes concernées par l'obésité connaissent un vieillissement prématuré, les difficultés à avoir du plaisir peuvent donc survenir plus jeune !

✓ En cas d'obésité ou de surpoids, vous pouvez aussi rencontrer des difficultés pratiques lors de l'activité sexuelle : positions inconfortables, mobilité réduite, diminution de la taille fonctionnelle du pénis en raison du coussin graisseux pubien chez l'homme, tout cela peut affecter la capacité à atteindre l'orgasme et donc la satisfaction sexuelle des individus.

• *Et si vous partiez à la conquête de l'apothéose !*

Voici pour commencer quelques conseils de base :

✓ Soyez patient(e) et bienveillant(e) avec vous-même ! Chaque personne est unique et vous savez maintenant que l'orgasme varie énormément d'une personne à une autre, et même d'un rapport à l'autre. Ne cherchez pas à vous comparer à d'autres personnes, partez à la découverte de votre corps et trouvez ce qui fonctionne le mieux pour vous. Et surtout, prenez le temps qu'il faut, sans vous mettre la pression, pour améliorer votre satisfaction sexuelle tout en vous faisant du bien.

✓ Cultivez votre imagination et nourrissez vos fantasmes en lisant des histoires érotiques, en écoutant des audios érotiques ou en regardant des films ou des images stimulantes. (Attention ! Il faut se tenir éloigné(e) des films pornographiques, qui nous font perdre le contact avec la vie réelle et qui ne peuvent qu'alimenter les difficultés déjà présentes).

✓ Explorez les différentes formes de stimulation physique : Les caresses sur les zones érogènes peuvent être douces, légères, ou plus appuyées, en fonction de vos préférences ; Les massages, qu'ils soient sensuels ou relaxants, aident à détendre le corps et feront monter le niveau d'excitation en stimulant les zones érogènes ; Les baisers, qu'ils soient doux, passionnés ou ludiques, sont une forme d'échange sensuel qui crée une connexion intime avec votre partenaire et renforce l'excitation sexuelle ; Les jeux érotiques, tels que les jeux de rôle ou l'utilisation de jouets sexuels, apportent une dimension ludique et excitante à l'expérience sexuelle. Toutes ces stimulations serviront à repérer ce qui procure le plus de plaisir et de satisfaction à chacun des partenaires et permettront également de travailler sur votre communication.

✓ Communiquez mieux avec votre partenaire ! C'est important de parler ouvertement à votre partenaire de vos besoins, de vos fantasmes et aussi des limites que vous ne souhaitez pas franchir. La communication honnête et respectueuse est essentielle pour créer une expérience sexuelle satisfaisante.

✓ Utilisez du lubrifiant ! Cela améliorera votre confort, réduira d'éventuelles irritations, facilitera certaines pratiques sexuelles et vous procurera peut-être de nouvelles sensations. C'est un outil précieux pour rendre l'expérience sexuelle plus satisfaisante et pour vous aider à atteindre l'orgasme !

✓ Pratiquez la relaxation : réussir à se détendre, à faire le vide dans sa tête, à gommer toutes les émotions négatives est un prérequis important pour avoir du plaisir. En effet, si votre esprit est envahi par les contrariétés, du stress ou de l'anxiété, vous ne pourrez pas profiter du rapport sexuel. A chacun sa technique de relaxation, il peut s'agir de la respiration profonde, de méditation ou du yoga. Plusieurs études montrent que la méditation « en pleine conscience » est la technique qui fonctionne le mieux en cas d'anorgasmie chez la femme !

✓ Difficultés physiques : Si vous rencontrez des difficultés physiques pour avoir des rapports sexuels à cause de votre surpoids, vous trouverez au chapitre III. des conseils sur les positions ou les accessoires qui faciliteront la réalisation de vos rapports.

en résumé

- Les troubles du plaisir, ou anorgasmie, se réfèrent à une difficulté persistante à atteindre l'orgasme, ou à éprouver du plaisir sexuel, malgré une stimulation adéquate. On distingue l'anorgasmie primaire (quand une personne n'a jamais connu d'orgasme), l'anorgasmie secondaire (a déjà connu l'orgasme mais ne parvient plus à l'atteindre) et l'anorgasmie situationnelle (capable d'orgasmer dans certaines situations, mais pas dans d'autres).

- Les difficultés pour obtenir du plaisir sexuel peuvent être dues à de multiples causes : des problèmes organiques (opération de la prostate, infections génitales, douleurs chroniques) ou des médicaments. Mais aussi une mauvaise estime de soi, une connaissance insuffisante de son propre corps ou un conflit avec son/sa partenaire. Les difficultés physiques liées à l'obésité peuvent également contribuer aux troubles de l'orgasme.

- Vous pouvez mettre plein de choses en place pour découvrir votre potentiel orgasmique, n'hésitez pas à vous faire accompagner par un sexologue !

- Rappelez-vous que l'orgasme est une expérience subjective propre à chaque individu. Il est influencé par multitude de facteurs physiques et psychologiques, et peut être vécu de différentes manières selon les périodes de la vie ou les changements de partenaire. Autrement dit, il n'existe pas de « bonne » ou de « mauvaise » façon d'avoir du plaisir, à chacun le sien ! A vous de partir à l'aventure pour améliorer votre potentiel orgasmique !

V. Considérations spécifiques pour la santé sexuelle des personnes en obésité

• *Défis liés à la fertilité et à la grossesse*

Certaines personnes en situation d'obésité peuvent rencontrer des difficultés pour concevoir un enfant. En effet, l'obésité étant responsable d'un excès d'œstrogènes, cela affecte la régularité des cycles menstruels et le processus d'ovulation chez la femme, rendant la conception plus aléatoire. Chez les hommes en obésité, c'est la qualité des spermatozoïdes qui peut être affectée. Une alimentation équilibrée, la réduction de la consommation d'alcool et de tabac, ainsi que l'adoption d'un mode de vie plus sain pourront aider à améliorer la qualité du sperme.

Si vous rencontrez des problèmes de fertilité dans votre couple, prenez un rendez-vous au plus vite dans un centre spécialisé (PMA : procréation médicalement assistée) pour discuter avec des professionnels des options disponibles (médicaments pour stimuler l'ovulation, fécondation *in vitro*, etc.).

Lors d'une grossesse, les femmes en situation d'obésité sont plus susceptibles de développer des complications, telles que le diabète gestationnel ou une hypertension artérielle. Vous bénéficierez d'une surveillance étroite tout au long de votre grossesse et il vous sera demandé de suivre une alimentation équilibrée et de pratiquer une activité physique modérée et régulière pour mettre toutes les chances de votre côté.

Enfin, ces dernières sont aussi plus facilement exposées à une complication au moment de l'accouchement, telles qu'une progression plus lente du travail, des difficultés lors de l'utilisation d'instruments d'assistance à l'accouchement, ou une augmentation du risque d'avoir besoin d'une césarienne.

• *Et surprise dans la sexualité*

En raison de votre obésité, vous pouvez rencontrer des difficultés pour trouver des positions sexuelles confortables et agréables. Sachez que vous n'êtes pas seul(e) : des études montrent que c'est le cas pour 70,7% des personnes en surpoids ! C'est pourquoi dans le prochain chapitre, je vous propose des positions adaptées aux partenaires de toutes tailles, qui permettent une meilleure accessibilité et une expérience sexuelle plus satisfaisante.

A vous de jouer !

CHAPITRE III
KÂMA-SÛTRA

Le Kâma Sûtra est un guide ancien et emblématique, qui aurait été rédigé entre le 3ème siècle avant notre ère et le 6ème siècle par Vatsyayana, un expert passionné de la romance, originaire de l'Inde antique. Contrairement à ce que la plupart des gens en ont retenu, il s'agit d'un ouvrage très complet sur l'amour, le plaisir et l'intimité, qui ne se limite pas du tout à quelques positions sexuelles acrobatiques. Ce guide propose surtout des conseils pour devenir un maître de la séduction, un expert de l'érotisme et un « pro » du mariage heureux.

Nous, nous allons nous limiter à la sexualité ! (mais rien ne vous empêche de le lire en entier pour trouver l'inspiration). Nous vous proposons ici de partir de 8 positions de base du Kâma Sûtra, que vous connaissez sans doute déjà : le missionnaire, la levrette, le chevauchement, etc. et nous allons en explorer différentes variantes en les adaptant au mieux pour pouvoir répondre aux besoins des personnes de toutes tailles et de toutes morphologies. Que vous soyez en couple ou en solo, notre objectif est le même : vous guider à travers ces variations créatives pour que vous puissiez découvrir de nouvelles sensations et trouver ce qui fonctionne le mieux pour vous !

<h1 style="text-align:center">Conseils de base</h1>

✓ Attention, mesdames et messieurs, gardez toujours en tête que les goûts et les couleurs, ça ne se commande pas. Vous ne pouvez pas deviner les préférences de votre partenaire simplement en le regardant et c'est en expérimentant tous les deux que vous dénicherez tous les trucs qui vous apporteront du plaisir à tous les deux.

✓ Communiquez le plus possible : oubliez la timidité, osez parler de vos besoins à votre partenaire, mais aussi de vos limites pendant vos aventures sous la couette. Ajustez-vous autant de fois que nécessaire, essayez différentes positions, différents angles et mouvements pour trouver ce qui vous convient le mieux, tout en veillant à votre confort. Car c'est bien de ça qu'il s'agit, trouver la configuration dans laquelle vous vous sentez bien et qui vous fait le plus vibrer !

✓ Maintenez un état d'esprit positif : Rappelez-vous que chaque corps est unique et merveilleux à sa manière. Ne vous mettez pas la pression, concentrez-vous uniquement sur le plaisir et sur ce moment d'intimité partagée, peu importe la position choisie. L'important, c'est de s'amuser et de profiter de chaque moment, et si parfois vous vous retrouvez dans une position hilarante ou inattendue, laissez-vous aller et embrassez le rire et le plaisir à deux !

✓ Car, oui, l'humour est une excellente façon de détendre l'atmosphère et de créer une connexion encore plus profonde avec votre partenaire. N'hésitez pas à rire et à vous amuser ensemble, même lorsque les choses ne se déroulent pas exactement comme prévu. Les moments les plus mémorables sont souvent ceux où l'on peut rire de soi-même !

MATÉRIEL À AVOIR

- Un/e partenaire qui vous plait (c'est mieux)
- Des coussins, beaucoup de coussins

- Du lubrifiant[v]
- Des sex toys pourquoi pas
- De l'imagination
- Une paire de sangles rembourrées[vi]

- Une balançoire sexuelle[vii]
- Un banc sexuel[viii]
- Votre cape de super héros pour vous draper
  de confiance

- Des préservatifs
- Un verrou sur la porte de la chambre
- De l'arnica (on ne sait jamais)

LES BAISERS & LES CARESSES

Embrasser est sans aucun doute la porte d'entrée la plus naturelle vers la sexualité. Pour la grande majorité des jeunes gens, le baiser a été le moyen utilisé pour faire connaissance avec l'intimité de son / sa partenaire et plus tard, dans la vie d'adulte, c'est très souvent le baiser qui agit comme déclencheur des rapports sexuels.

Les caresses constituent elles aussi un aspect fondamental de la sexualité. Quelle que soit la taille ou le poids corporel, les caresses ont pour fonction de créer du bien-être tout en explorant les zones érogènes de son corps et celles de son / sa partenaire, ce qui permet d'éveiller le désir et de faire monter l'excitation sexuelle. Les caresses créent une connexion intime avec le / la partenaire, elles sont une façon de montrer de l'affection, de l'amour et du désir, tout en favorisant une intimité émotionnelle et physique pour nourrir une relation sexuelle épanouissante. Elles sont le plus souvent une sorte de préparation pour l'acte sexuel, mais elles peuvent aussi se suffire à elles-mêmes et contenter les deux partenaires, sans avoir besoin forcément de pratiquer une quelconque pénétration.

Nous l'avons déjà souligné, chaque corps est unique et possède ses propres zones de plaisir. Commencez par dessiner une silhouette puis indiquez sur ce schéma les zones de votre corps qui sont les plus sensibles et les plus réceptives aux caresses. Sur une autre silhouette, indiquez les endroits qui vous semblent les plus sensibles chez votre partenaire, puis parlez-en ensemble ! En débutant par cette discussion intime, vous pourrez vous concentrer sur les possibilités infinies de vos deux corps sans même avoir entamé le rapport sexuel proprement dit. Ensuite, prenez le temps d'explorer ensemble toutes ces zones érogènes, partez à l'aventure, testez, insistez, passez à une autre zone, tout est permis tant que cela reste agréable. Gardez en tête que les caresses sont un moment fort de l'acte sexuel et que la pénétration n'est jamais obligatoire pour avoir du plaisir. De plus, c'est parfois très complexe, voire techniquement impossible de vivre la pénétration quand on est en situation d'obésité. Heureusement, la sexualité non pénétrative, à base de caresses et de mastur-bation mutuelle, peut très bien mener au plaisir avec son / sa partenaire ! Et les caresses peuvent être très sensuelles avec d'autres parties du corps que les mains, comme les lèvres, la langue, les cheveux ou même des accessoires (des plumes, des glaçons, des tissus doux) ! A vous de jouer !

CUNNILINGUS & FELLATION

Histoire

L'origine du cunnilingus et de la fellation n'est pas clairement établie, il s'agit de pratiques millénaires présentes dans de très nombreuses cultures à travers le monde. Dès l'Antiquité, des textes et des illustrations érotiques font allusion à la stimulation orale des organes génitaux féminins et masculins, ce qui suggère que ces pratiques étaient déjà considérées comme une pratique érotique chez les Egyptiens antiques, les Grecs ou les Romains. Il est aisé d'imaginer qu'il en allait de même chez les Indiens ou les Chinois à la même époque. Même si l'anatomie et la physiologie des organes génitaux féminins (stimulation du clitoris) était moins bien connues qu'aujourd'hui, on reconnaissait déjà à cette époque l'importance du plaisir féminin. Nous n'avons donc rien inventé, les civilisations qui nous ont précédés savaient, elles aussi, varier les plaisirs sexuels. Ce qui évolue au fil du temps, c'est la culture, les normes sociales, les valeurs morales et religieuses, et donc la vision que nous avons sur la sexualité. Pour certains, encore aujourd'hui, le cunnilingus et la fellation sont considérés comme des pratiques taboues, tandis que dans d'autres cultures, ils font partie des activités sexuelles acceptées et recherchées.

Description / Mise en pratique

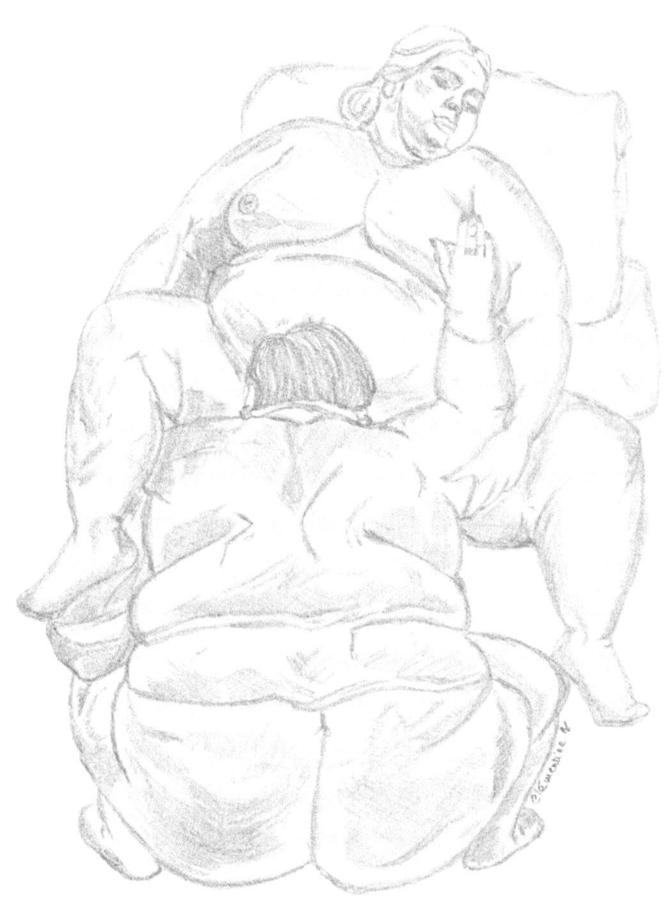

Le cunnilingus est une pratique sexuelle qui implique l'utilisation de la bouche, de la langue et des lèvres pour stimuler la vulve de la partenaire, c'est-à-dire les lèvres internes (petites lèvres), les lèvres externes (grandes lèvres) et le clitoris, et aussi toutes les zones avoisinantes !

Le clitoris est l'organe du plaisir chez la femme, il est souvent très sensible et c'est un point de stimulation très important lors du cunnilingus, mais ce n'est pas l'unique zone à stimuler !

Pour la fellation, c'est également la bouche, la langue et les lèvres qui servent d'outils pour caresser et stimuler le pénis du partenaire.

Les plus

- En situation d'obésité, ces pratiques présentent l'avantage de ne pas nécessiter de mobilité spécifique. Vous pouvez donc trouver le cunnilingus et la fellation plus accessibles et plus aisés que d'autres formes de stimulation sexuelle.

- Quand cela est consenti et désiré par les deux partenaires, le sexe oral peut procurer un plaisir intense et une grande satisfaction mutuelle, et sans avoir besoin de la pénétration vaginale (ou anale) !

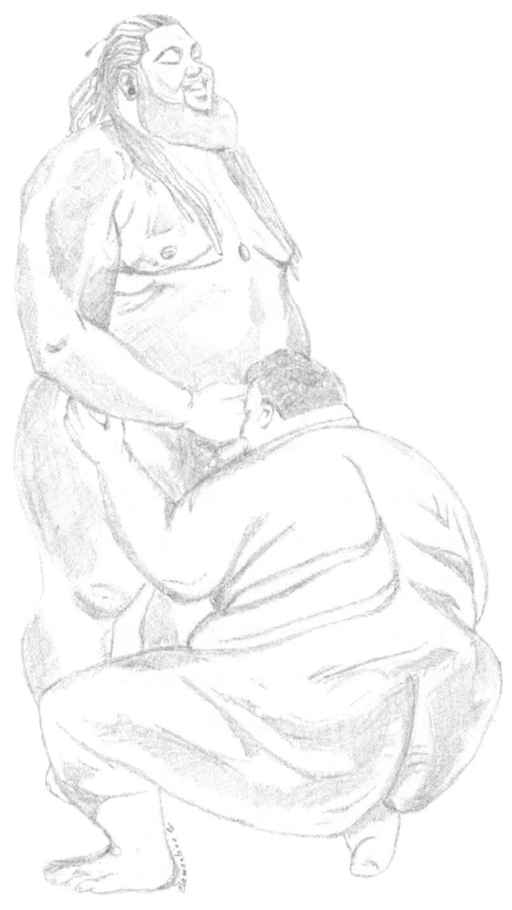

- Les sensations ressenties lors du cunnilingus, notamment en stimulant directement le clitoris, peuvent être extrêmement stimulantes et conduire à des orgasmes puissants. De même, les zones les plus sensibles du pénis, telles que le gland et le frein, peuvent être stimulées de plein de manières différentes pour procurer un maximum de plaisir.

Nos conseils

- Avant tout rapport sexuel, surtout avec la bouche, il faut assurer une bonne hygiène ; ça vous semble peut-être évident, mais c'est parfois utile de le rappeler.
- Pensez aussi « sécurité » : des bactéries (gonocoque, Chlamydiae, syphilis) et des virus (Papillomavirus, herpès) peuvent être transmis lors des rapports sexuels oraux-génitaux – eh oui, ça n'arrive pas seulement en cas de la classique pénétration. Ainsi, l'utilisation d'un préservatif externe posé sur le pénis, ou d'une digue dentaire (plaque de latex) apposée sur la vulve, réduira grandement les risques d'infection sexuellement transmissible (IST) et permettra de vivre une expérience plus sûre.
- Créer le contexte le plus confortable possible pour vous et votre partenaire.
- Evitez absolument toute forme d'acharnement : le clitoris n'est pas un joystick de jeux vidéos ! Il est extrêmement sensible et peut facilement s'irriter si une pression excessive ou une stimulation trop vigoureuse est appliquée. De nombreuses personnes préfèrent une alternance de stimulation / pas de stimulation, un rythme doux, des mouvements légers et délicats afin de maximiser le plaisir et de maintenir une sensation agréable.
- Communiquez le plus possible ! La clé d'une expérience sexuelle satisfaisante est la communication ouverte et

honnête entre les partenaires. Il ne s'agit pas de noter, ni de faire des commentaires à n'en plus finir sur vos pratiques mais d'expliquer simplement la façon dont vous aimez que le cunnilingus soit pratiqué. Il peut s'agir de mouvements circulaires autour du clitoris, ou de mouvements de haut en bas, ou de gauche à droite, d'une intensité plus ou moins forte, de telle ou telle vitesse. A chacun son plaisir !

• Quant à celui ou celle qui pratique le cunnilingus ou la fellation, soyez à l'écoute des indications verbales et du langage du corps de votre partenaire, explorez différentes variations de pression, de rythme et de mouvements et vous lui procurerez le maximum de bien-être et de plaisir !

LE 69 (ANNÉE ÉROTIQUE !)

Histoire

Bien que la position dite du « 69 » ne soit pas répertoriée dans la version historique du Kâma Sûtra, elle apparaît aujourd'hui dans toutes les éditions modernes et fait sans doute partie des positions les plus pratiquées. Son nom est tiré des chiffres 6 et 9, qui symbolisent la position des deux partenaires installés tête-bêche, formant avec leurs corps une image ressemblant au « 69 ».

Description / Mise en pratique

Placez-vous tête-bêche avec votre partenaire de manière à ce que vos têtes soient proches du sexe de l'autre, l'un des deux partenaires s'installant au-dessus de l'autre.

Les jambes sont fléchies et placées de chaque côté de la tête de l'autre. Votre bouche se trouve alignée avec le sexe de votre partenaire et c'est la même chose pour elle / lui, c'est le moment de mettre en pratique vos talents buccaux et manuels !

Les plus

- Partage : on donne et on reçoit en même temps : tout le monde est servi et vous pouvez vibrer à l'unisson !
- Variété : Vous mélangez les plaisirs, avec la bouche et avec les doigts, concentrez-vous sur la sensorialité et sur toutes les possibilités que vous offre cette position.
- Adaptation ! Voilà une position vraiment adaptable : vous pouvez choisir d'être dessus, dessous, sur le côté, en diagonale, bref, vous faites au mieux en fonction de votre taille et de la forme de vos corps.

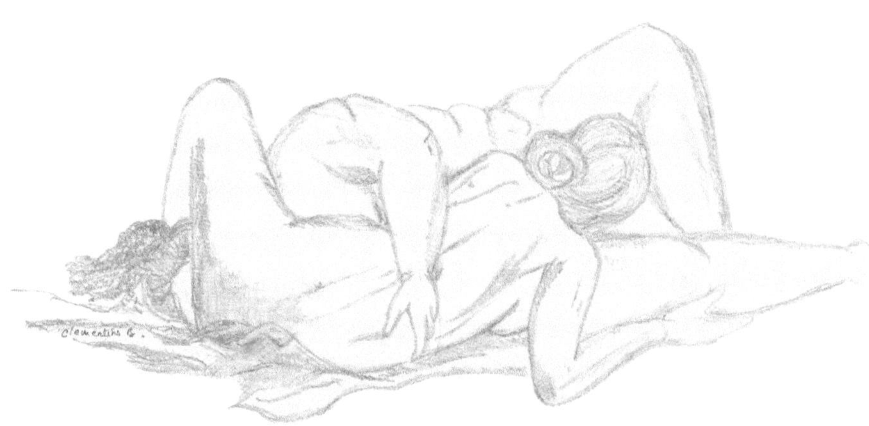

Les moins

- Coordination : Il peut être difficile au début de trouver le bon équilibre et le bon rythme pour que les deux partenaires puissent en profiter pleinement. Mais avec de la pratique et une bonne communication, vous transformerez cette danse en une symphonie orgasmique parfaite !
- Distraction : pas facile de se concentrer pleinement sur le plaisir mutuel si on est trop focalisé sur son propre plaisir. Mais cela vaut la peine de s'entraîner !
- Position (parfois) inconfortable : certaines positions contorsionnées peuvent entraîner des tensions musculaires et des crampes. Il est important de trouver une position qui convient aux deux partenaires et de prendre des pauses si nécessaire pour éviter de se faire mal.

Conseils

Soyez attentif à votre plaisir et pensez à ajuster vos mouvements (vitesse, pression) en fonction des réactions et des demandes de votre partenaire.

Variante

Le 42

LE 42

Tout comme le 69, le « 42 » tire son nom de la position des corps des deux partenaires qui, cette fois, sont face-à-face.

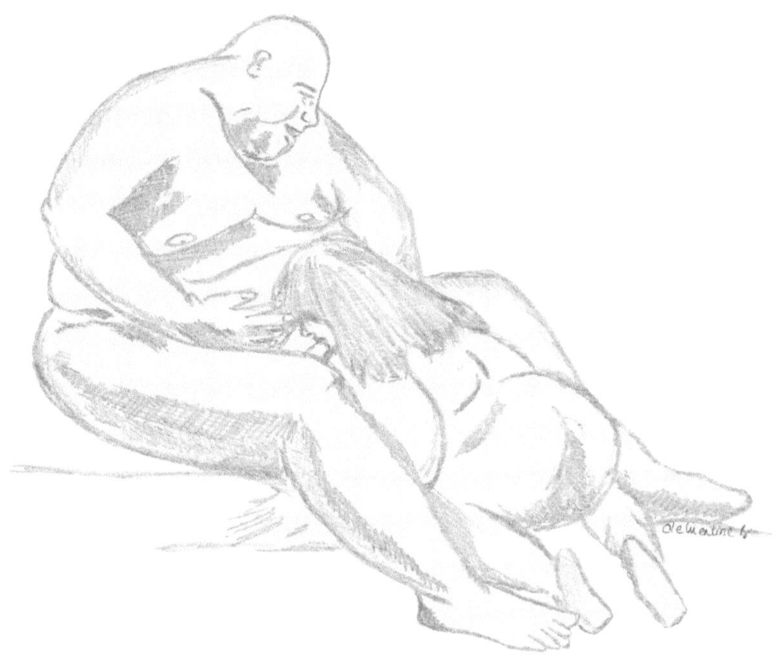

Mise en pratique

Après avoir tiré à pile ou face pour décider qui fait quoi, l'un des deux partenaires s'assoit (sur un canapé, un lit, une chaise, etc.) et place ses coudes sur ses cuisses (c'est le « 4 »), tandis que l'autre partenaire se met à genoux en face de lui / elle en plaçant ses mains sur les cuisses ou au sol, selon sa préférence (c'est le « 2 », il est possible de simplement s'asseoir, comme sur l'illustration). Ensuite, vous démarrez un cunnilingus ou une fellation.

Les plus

- Vous pouvez rester concentré à 100 % sur le plaisir de l'autre.
- Pour la personne ayant une obésité, le ventre ne vient pas gêner «car on peut le tenir» et le soutien sur les coudes peut faciliter le maintien de la position.

Les moins

Ça peut faire mal aux genoux au bout de quelques minutes, alors prévoyez des coussins !

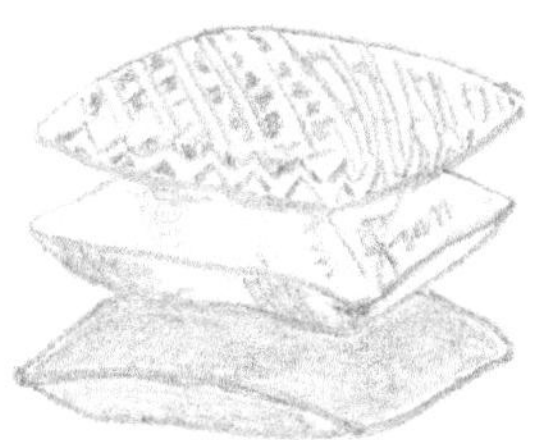

LE MISSIONNAIRE

Histoire

La position du missionnaire tirerait son nom de l'idée (tout à fait spéculative !) que cette position était souvent pratiquée par les missionnaires chrétiens lorsqu'ils parcouraient le monde pour évangéliser les peuples autochtones.

Il s'agirait plus vraisemblablement d'un néologisme forgé par Alfred Kinsey dans ses célèbres rapports sur la sexualité humaine datant de 1948[ix].

Description / Mise en pratique

Dans la position du missionnaire, c'est la femme qui se positionne sur le dos dans les couples hétérosexuels, tandis que l'autre partenaire se positionne au-dessus d'elle. Les jambes peuvent être pliées ou étendues. La personne qui est au-dessus s'appuie sur les mains ou sur les avant-bras pour maintenir une certaine stabilité.

Les plus

- Connexion émotionnelle : La position du missionnaire favorise un contact visuel rapproché et une proximité physique entre les partenaires ce qui favorise une grande connexion émotionnelle.
- Contrôle : La personne placée au-dessus a davantage de contrôle sur le rythme et sur la profondeur des mouvements.

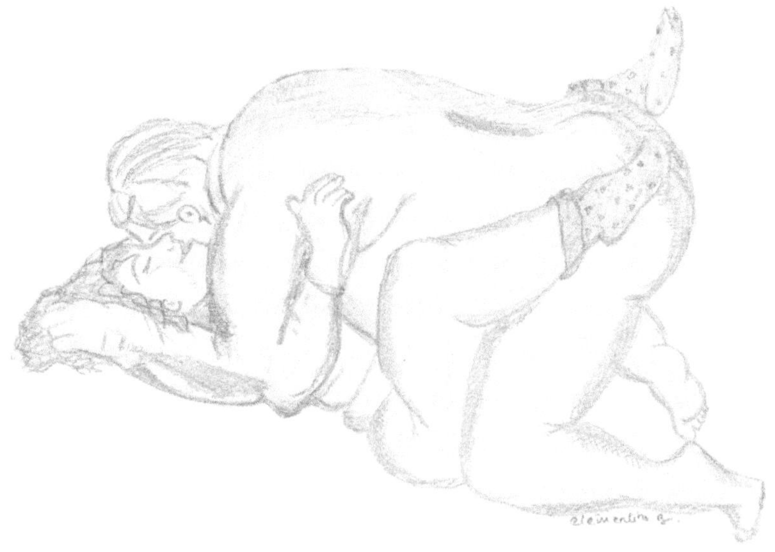

- Simplicité... en théorie : bien que la position du missionnaire semble relativement simple et facile à réaliser puisqu'elle ne nécessite ni équipement, ni aménagement particulier, lorsque l'on se trouve en situation d'obésité, les choses se compliquent !

Les moins

- Difficultés de mouvement : comme dans de nombreuses autres positions décrites dans le Kâma Sûtra, les personnes en obésité peuvent avoir du mal à se maintenir en position du missionnaire en raison de la présence de masse corporelle supplémentaire.
- Accès difficile aux zones érogènes : la présence de tissu adipeux abdominal supplémentaire rend plus difficile l'accès aux zones érogènes, notamment au clitoris, ce qui peut limiter la stimulation et le plaisir de la partenaire. (de façon générale, cette position n'est pas la plus simple pour que le partenaire stimule le clitoris avec les mains alors qu'il est en train de faire la planche au-dessus de sa partenaire !)
- Inconfort physique : Que vous soyez positionné(e) dessus ou dessous, vous pouvez ressentir un certain inconfort dans cette position en raison de la pression exercée sur votre corps et aussi parce que vos mouvements (mouvements de va-et-vient, rotation des hanches) sont limités du fait de l'obésité, ce qui peut affecter la variété des sensations et l'intensité du plaisir.

Conseils

Si vous êtes au-dessous :
- Vous pouvez utiliser des matelas gonflables adaptés à l'angle de pénétration, et permettant de soutenir les jambes !

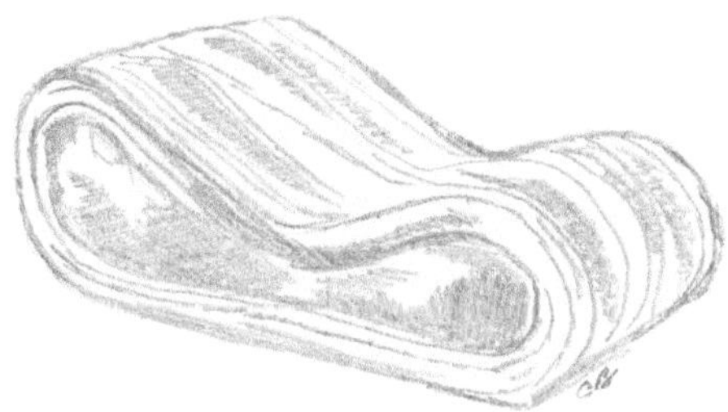

- Expérimentez différentes variantes de la position du missionnaire : par exemple, vous pouvez placer vos jambes sur les épaules de votre partenaire ou les plier et les écarter pour faciliter la pénétration.

Si vous êtes au-dessus :
- Placez des oreillers sous vos bras pour réduire la pression et trouver une position plus confortable, ce qui facilitera grandement vos mouvements.

Variante

La position de l'enclume.

L'ENCLUME

Autres noms

Le crochet, le coquillage.

Histoire

Encore une fois, le nom a été choisi en s'inspirant de la position des corps des partenaires : la personne au-dessous est allongée sur le dos avec les jambes relevées et écartées, formant ainsi une sorte d'enclume. L'autre partenaire se positionne entre les cuisses relevées de son/sa partenaire, évoquant une personne qui travaille sur une enclume. Certaines personnes y voient plutôt la forme d'un coquillage, pourquoi pas ?

Description / Mise en pratique

La personne installée au-dessous a les jambes relevées, soit en les pliant et en les maintenant en l'air, soit en les posant sur les épaules du compagnon. L'autre individu fait reposer son poids sur ses bras pour ne pas trop peser et se positionne entre les cuisses relevées de son/sa partenaire. Il peut également repousser les jambes de l'autre vers le bas avec ses épaules afin d'accroître le plaisir et l'intensité de la pénétration.

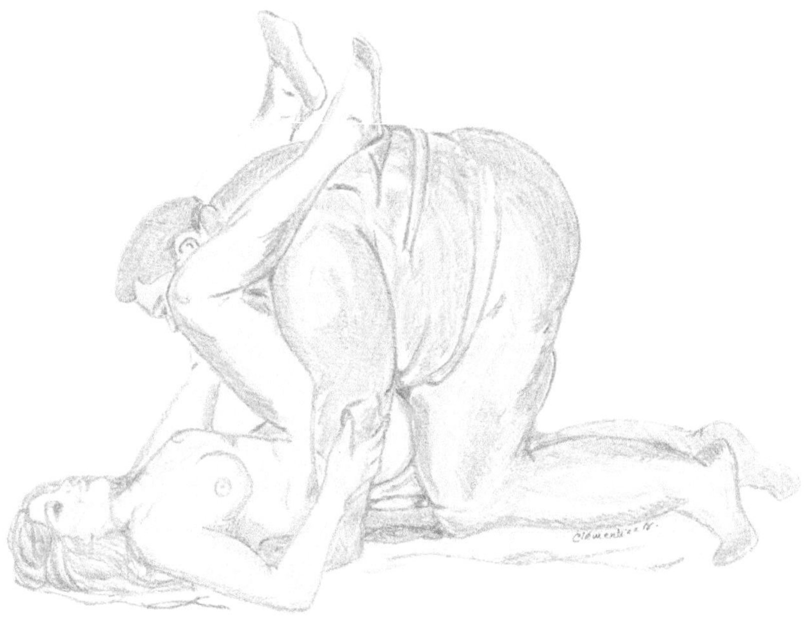

Les plus

- Accès plus facile aux zones érogènes : les jambes étant relevées, la position permet un meilleur accès au clitoris chez la femme, qui peut être stimulé pendant la pénétration.
- Pénétration plus profonde : ce qui permet de stimuler des zones sensibles et de créer plus de plaisir.

- Confort : en étant sur le dos, vous minimisez la pression sur certaines parties du corps, ce qui doit vous procurer plus de détente et de confort.

Les moins

- Pression sur le bas du dos : le fait d'avoir les jambes relevées peut entraîner une pression accrue sur le bas du dos, qui peut être inconfortable ou douloureuse pendant les rapports sexuels.
- Endurance : vous pouvez ressentir une fatigue plus rapidement ou avoir du mal à maintenir une position stable avec les jambes relevées car la position demande une certaine endurance.
- Mouvements restreints : la liberté de mouvements est limitée à cause des jambes relevées, et donc atteindre le clitoris peut devenir un exercice de contorsionniste. En plus maintenir les jambes relevées ou positionnées sur les épaules du partenaire peut créer un certain inconfort dans les hanches, et les genoux.
- Pénétration : La profondeur de la pénétration ne convient pas à tout le monde.
- Image corporelle : dans la position de l'enclume, la personne en situation d'obésité peut se retrouver en difficulté en étant ramenée à son image corporelle par le regard de l'autre, comme l'illustrent les quelques témoignages suivants : Au-dessous : « *mon ventre va le*

Conseils

- Si la personne qui est au-dessous a du mal à maintenir ses jambes relevées, elle peut les plier et les maintenir avec ses mains. Sinon, utilisez le sex-sling, il vous sera bien utile. Placez le derrière votre nuque et glissez vos pieds dans les sangles pour moins vous fatiguer.

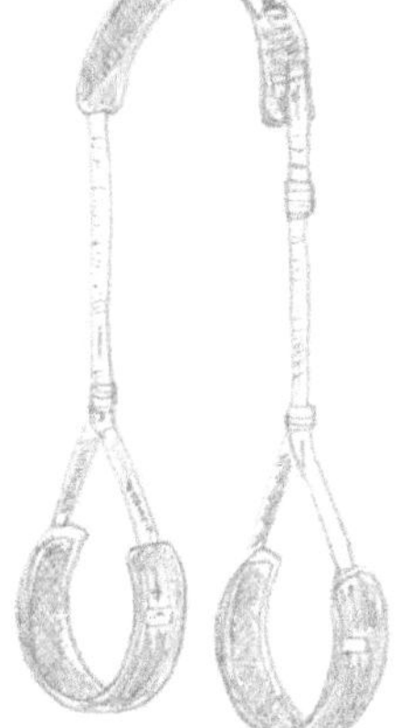

- Utilisez des oreillers ou des coussins pour soutenir le bas du dos de la personne qui est allongée au-dessous pour soulager la pression sur le bas du dos et offrir un soutien supplémentaire. Le confort avant tout !

LA LEVRETTE

Histoire

Impossible de savoir exactement depuis quand les couples ont ajouté la position de la levrette à leurs pratiques sexuelles, une chose est sûre cette position a été plébiscitée dans toutes les civilisations antiques. Son nom aurait été inspiré à nos ancêtres par l'observation de la femelle du lévrier, une race de chien qui a les pattes de devant plus courtes que celles de derrière, et donc la croupe plus haute que la tête. La levrette était représentée de multiples fois dans des peintures, des gravures, des sculptures et même dans des manuels anciens, comme le Kâma Sûtra, dans lequel elle est appelée « l'union de la vache ».

Description / Mise en pratique

La femme s'installe à quatre pattes, posée sur ses avant-bras. L'homme, à genoux derrière elle, les mains posées sur les fesses, la taille ou les hanches.

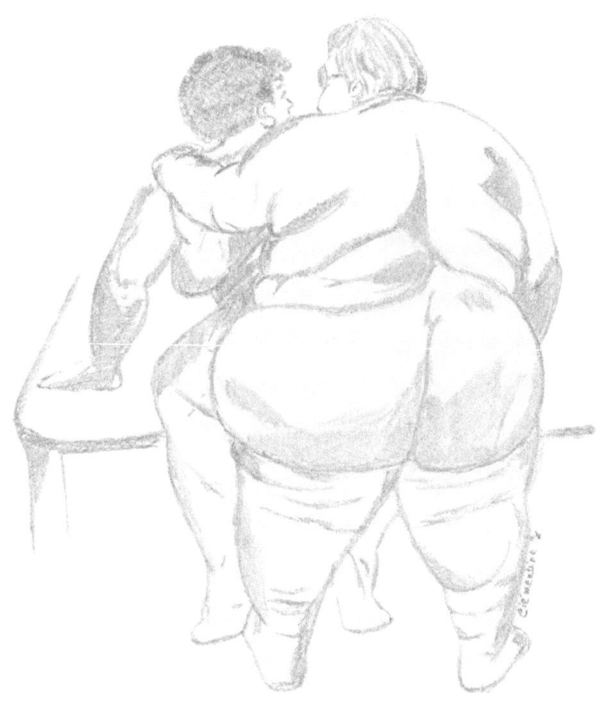

Les plus

- La stabilité de la position garantit une meilleure endurance aux deux partenaires. Si la partenaire est la personne en situation d'obésité, la position n'est pas fatigante et l'angle favorise la pénétration. Si c'est l'homme qui est concerné par le surpoids, il faut s'assurer que les genoux ne souffrent pas en installant des coussins, mais la position permet au reste du corps d'être détendu et libre de ses mouvements.

- La femme peut choisir la vitesse et l'intensité des mouvements de son bassin, et adapter l'angle de pénétration en courbant le dos ou en écartant les cuisses. La rétroversion du bassin permet de stimuler au mieux la partie interne du clitoris.
- L'homme peut choisir de ralentir ou d'accélérer la vitesse du va-et-vient, l'amplitude des mouvements permet une certaine liberté. Si la communication est bonne, cela permettra aux deux partenaires de jouer la même partition et ce sera plus intense que si l'un des deux seulement mène la danse. Même si parfois certain(e)s aiment se laisser guider.
- La femme peut stimuler son clitoris tout en profitant de la pénétration. Et l'homme peut lui aussi caresser sa partenaire, mais ce n'est pas toujours aisé.
- Même en cas de pénis de petite taille (rappelons les normes : au repos, l'organe masculin mesure en moyenne de 9 à 9,5 cm et en érection, de 12,8 à 14,5 cm), la levrette apportera beaucoup de satisfaction aux deux partenaires grâce à l'angle de pénétration.
- Pour les hommes qui sont très visuels, la vue sur les fesses de leur partenaire est un sacré plus !

Les moins

- En cas de complexes, c'est une position à double tranchant : certaines personnes apprécieront que leur partenaire ne voie pas leur visage, la sensation de ne pas être observé peut désinhiber et permettre de mieux profiter du rapport sexuel. Mais d'un autre côté, le fait de tourner le dos au partenaire peut donner la sensation d'être totalement exposée et mettront des personnes mal à l'aise.
- L'inclinaison du bassin est importante (rappelez-vous : « la croupe est plus haute que la tête »), et la pénétration est donc profonde et peut causer des douleurs chez la partenaire (notamment en cas d'utérus rétroversé, d'endométriose ou d'autres pathologies gynécologiques, comme des kystes ovariens).
- Certaines personnes lui reprochent son côté « bestial », mais pour d'autres c'est justement la sensation recherchée dans cette position.

Conseils

- Trouvez le bon support : utilisez des coussins, des oreillers ou même l'accoudoir du canapé, si cela vous semble agréable. La clé est de s'assurer que vous êtes tous les deux confortablement installés.

- Faites preuve de flexibilité ! L'obésité peut affecter votre souplesse, mais cela ne signifie certainement pas que vous ne pouvez pas vous amuser. Testez toutes les variations possibles de la position et adoptez celle qui correspond le mieux à vos capacités. Et si vous avez besoin d'aide, considérez cela comme une séance d'entraînement, vous en profiterez mieux par la suite.
- Soyez solidement ancré(e)s : Avec des formes généreuses, il faut s'assurer d'avoir un bon équilibre, que ce soit en vous appuyant sur un meuble ou sur tout autre support solide qui vous convient.
- L'accessibilité : Avec des corps ronds, certaines zones érogènes sont plus difficiles à atteindre. Soyez créatifs et utilisez l'humour pour explorer de nouvelles façons de faire surgir le plaisir.

Variante

Au lieu de vous installer sur les genoux, vous pouvez aussi vous pencher en avant tout en restant debout, ou prendre appui sur une surface, votre partenaire vous pénètre par derrière pour une stimulation très agréable.

L'AMAZONE OU L'ANDROMAQUE

Histoire

La position dite « de l'amazone » tire son nom de ces guerrières mythiques de l'Antiquité. Les Amazones, ces femmes fortes, indépendantes et habiles au combat ! Andromaque, autre personnage de la mythologie grecque, était également une femme courageuse dont le nom signifie littéralement *« celle qui combat les hommes »* (« andrós » signifie homme et « mákhê », combat). Cette position sexuelle est donc associée à l'idée que c'est la femme qui prend le contrôle et domine son partenaire.

Description / Mise en pratique

Dans cette position, la femme est assise ou accroupie au-dessus de son partenaire, face à lui. Si c'est la femme qui est en situation d'obésité, il faut vérifier que la position n'est ni douloureuse pour le partenaire allongé au-dessous d'elle, ni pour la femme installée sur ses genoux.

Si l'homme est en situation de surpoids, la position d'Andromaque ne lui demandera pas d'effort supplémentaire, et la position est facilement réalisable s'il n'y a pas de problématique de pénis « enfoui » (l'excès de graisse abdominale peut recouvrir le pénis et le faire paraître caché).

Si les deux partenaires sont en situation d'obésité : à vous de tester cette position pour savoir si elle vous convient à tous les deux !

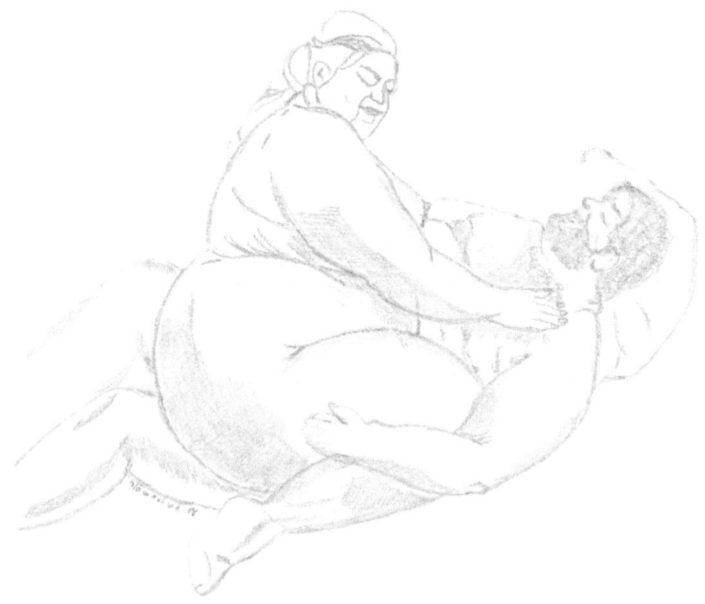

Les plus

- Contrôle : C'est la femme qui prend les choses en main en dictant le rythme et les mouvements à son partenaire. En plaçant ses mains en appui sur le torse du partenaire, elle peut choisir de faire des mouvements de rotation ou des va-et-vient.

- Liberté de mouvement : la partenaire peut ajuster l'angle et la profondeur de la pénétration pour trouver la position qui lui procure un maximum de plaisir, tout en veillant à ne pas se faire mal aux genoux.
- Communication : Cette position favorise une communication directe et ouverte entre les partenaires puisqu'ils peuvent se regarder pendant le rapport sexuel. Chacun(e) peut exprimer à loisir ses préférences et ses désirs, charge à la partenaire d'ajuster ses mouvements en conséquence.
- Confort : comme la femme est placée au-dessus de son partenaire, en cas d'obésité cela réduit la pression exercée sur ses articulations et les zones les plus sensibles, lui offrant ainsi un confort supplémentaire.
- Stimulation clitoridienne : la position d'Andromaque permet à la femme de frotter son clitoris contre le corps de son partenaire et cette stimulation directe est gage d'excitation et de plaisir intense.
- Connexion : placés face-à-face, les deux partenaires peuvent se regarder et s'admirer mutuellement, ce qui va renforcer la connexion émotionnelle et augmenter leur excitation. Une femme en situation d'obésité qui assume assez bien son corps, sentira sa confiance en elle renforcée par le regard de son partenaire au moment du rapport sexuel.

Les moins

- Le regard de l'autre : *a contrario*, certaines personnes se sentiront un peu plus « à nu ». Être en position dominante signifie que l'on s'expose plus, à la fois physiquement et symboliquement et cela peut rendre un peu plus vulnérable. Prenez le temps pour être en confiance avec votre partenaire avant de vous lancer.
- Fatigue musculaire : Être en position active peut demander plus d'efforts musculaires, ce qui peut entraîner une fatigue plus rapide.
- Difficulté de mouvements : l'excès de poids peut rendre la position moins confortable pour certaines personnes et restreindre la possibilité de mouvements. Le poids supplémentaire peut exercer une pression sur les genoux, les hanches ou les pieds, ce qui peut provoquer de l'inconfort, voire des douleurs.

Conseils

- Coussins : vous l'aurez compris, les coussins de soutien sont vos meilleurs alliés ! Utilisez des coussins ou des oreillers pour soulager la pression exercée sur les genoux, les hanches ou les pieds. Placez-les sous les fesses ou sous les genoux pour créer un soutien supplémentaire et rendre la position plus confortable.

- Utilisez vos bras : Vos bras vous permettent de mieux vous stabiliser lorsque vous les placez sur le torse de votre partenaire, ils vous servent d'appui pour profiter de toutes les sensations.
- Communication : faites part à votre partenaire de vos besoins, de vos limites et de ce qui vous met à l'aise. Vous pouvez demander au partenaire de vous soutenir en vous tenant les hanches ou en vous maintenant dans la position la plus confortable.
- Pourquoi ne pas essayer une « chaise érotique », aussi appelée chaise de sexe ou banc sexuel ? Cela peut être un bon outil de soutien !

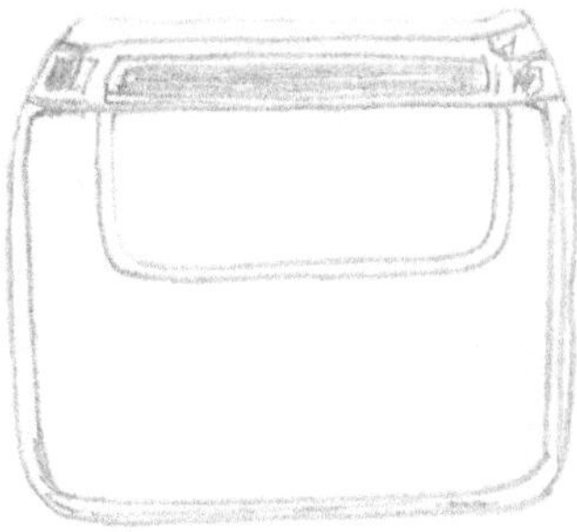

- N'oubliez pas de prendre des pauses régulières pendant l'activité sexuelle, ou de vous rafraîchir, si besoin. Si vous ressentez de la fatigue ou de l'inconfort, prenez le temps de vous reposer et de vous détendre avant de poursuivre, après tout rien ne presse. Et il est important de respecter vos limites physiques ainsi que celles du partenaire.

Variante

Au lieu de vous asseoir complètement, vous pouvez vous pencher en avant et vous appuyer sur les mains ou sur les avant-bras pour soulager la pression exercée sur vos genoux. Vous pouvez également vous accroupir.

Autre possibilité, faites asseoir votre partenaire sur une surface confortable, un fauteuil ou un canapé, et placez-vous face à lui pour un maximum de confort.

LE CHEVAL INVERSÉ

Description / Mise en pratique

On reprend l'Andromaque, et on change de sens ! La femme ne se tient pas assise face à son partenaire, cette fois-ci elle lui tourne le dos et se positionne sur ses cuisses, en se penchant vers l'avant.

Les plus

- Si c'est l'homme qui est en surpoids, son ventre ne posera pas de difficulté dans cette position puisque la partenaire se place du côté des cuisses.
- Stimulation visuelle : Cette position offre une vue très agréable sur les fesses de la partenaire, ce qui plaît généralement aux hommes en ajoutant un aspect visuel excitant à l'expérience sexuelle.
- Stimulations différentes : En étant penchée vers l'avant, la femme va découvrir de nouvelles sensations pour elle-même et pour son partenaire. Cette position facilite la stimulation du « point G », une zone bien connue chez

certaines femmes qui leur permet de provoquer des orgasmes très intenses.

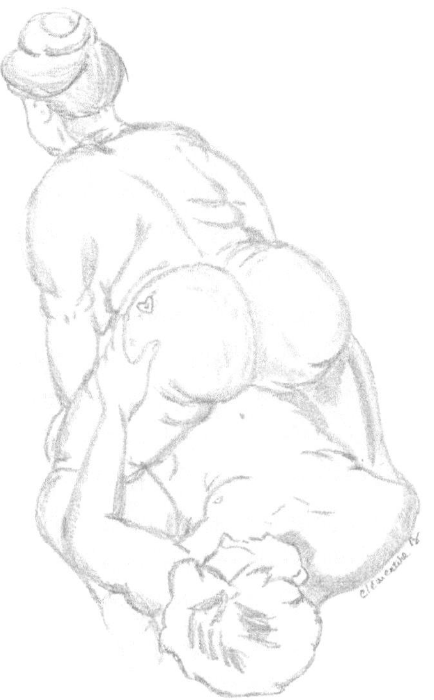

• Contrôle accru : dans cette position, la femme a davantage de contrôle sur la profondeur et le rythme de la pénétration, elle peut ajuster à sa guise l'angle et la vitesse et découvrir ce qui lui convient le mieux.

Les moins

• Difficultés de mouvements : une certaine flexibilité est requise pour la femme, et si elle est en situation de surpoids, cela pourra poser des problèmes articulaires car cette position va mettre une pression sur les genoux, les hanches et les chevilles.

- Endurance : En raison de la distribution différente du poids corporel chez les personnes en obésité, il peut être plus difficile de maintenir la position du cheval inversé pendant un long moment. La fatigue musculaire pourra diminuer le plaisir sexuel.

Conseils

- La femme peut s'appuyer sur les mains ou sur les coudes pour soulager la pression exercée sur ses articulations, et il peut être utile de se tenir à quelque chose de solide pour mieux répartir le poids.
- Ajustez l'angle de pénétration pour trouver la position la plus confortable pour vous.
- Placez des coussins sous les genoux pour faire levier ou pour ajuster la hauteur si le partenaire est plus petit.

LA CUILLERE

Description / Mise en pratique

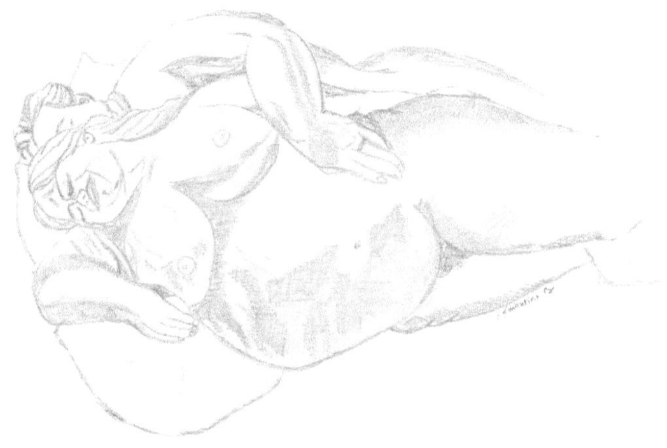

La position de la cuillère, également connue sous le nom de « *spooning* » en anglais, est une position dans laquelle les deux partenaires se couchent sur le côté, l'un derrière l'autre, en regardant dans la même direction. Le partenaire placé à l'arrière se colle au corps de l'autre en remontant les jambes, évoquant ainsi deux cuillères emboîtées. (Cela peut être un homme et une femme comme sur le dessin, mais cela peut aussi être deux partenaires su même sexe, utilisant, ou non, un accessoire pour la pénétration). Cette position renforce le sentiment d'intimité entre les partenaires, tout en permettant des mouvements doux et confortables.

La position de la cuillère est souvent choisie pour sa simplicité et son confort, et j'aime bien l'appeler « la levrette du fainéant ». Elle est idéale pour les moments de tendresse et de relaxation et peut être pratiquée aussi bien pour les caresses que pour la pénétration. Ce n'est pas toujours évident de réaliser la pénétration avec l'homme placé à l'arrière mais cela vaut la peine d'essayer !

Les plus

- C'est agréable et très confortable !
- C'est détente ! Dans cette position, pas de fatigue, les partenaires réduisent l'effort physique global.
- En mode câlin : vous pouvez vous sentir plus conscient(e) de votre corps et profiter de cet environnement plus sécurisé et rassurant. Collé(e) à votre partenaire, c'est tout doux.
- La lenteur.

Les moins

- Si vous êtes tous les deux en situation d'obésité, la taille et la forme de vos deux corps peuvent compliquer la recherche d'un alignement confortable dans la position de la cuillère. En ajustant la position des jambes et des bras, vous trouverez un alignement qui convient aux deux partenaires.

- Transpiration et chaleur : une plus grande surface corporelle entraîne une plus grande sudation. Les corps étant en contact étroit, l'augmentation de la chaleur peut créer de l'inconfort chez les partenaires.

Conseils

- Faites des pauses régulières pour vous rafraîchir !
- Placez des coussins entre les genoux, sous les bras ou sous le ventre pour trouver une position plus confortable et plus stable.
- Vous pouvez jouer les contorsionnistes du câlin avec votre partenaire en modifiant la façon de plier les jambes ou bien en vous installant en position semi-assise. Laissez libre cours à votre imagination et trouvez la « cuillère » qui vous convient le mieux.

LE LOTUS

Histoire

La position du lotus, ou Padmasana, est une posture classique dans les pratiques de méditation et de yoga, ainsi que dans le Kâma Sûtra. Son nom est tiré de la fleur de lotus, symbole de pureté et d'éveil spirituel dans de nombreuses traditions asiatiques. La position du lotus favoriserait une connexion spirituelle, une harmonie émotionnelle et une union des esprits et des corps. La position du lotus est souvent associée à la pratique du tantrisme, qui met l'accent sur la connexion entre le physique, le mental et le spirituel.

Description / Mise en pratique

La position du lotus est une posture de méditation où l'on s'assoit les jambes croisées, les pieds placés sur les cuisses opposées, les genoux touchant le sol. Dans notre contexte de sexualité, les partenaires s'assoient face à face, les jambes croisées et entrelacées, les corps se touchant et s'enlaçant étroitement.

(Si vous voulez imiter un véritable yogi, reposez vos mains sur vos genoux, les paumes tournées vers le haut pour accueillir l'énergie universelle)

Soyons réalistes : si vous êtes deux personnes en situation d'obésité, il sera très difficile de pratiquer cette position. Même si vous êtes très souples, vos jambes ne seront pas assez extensibles pour entourer le corps de votre partenaire. Mais si c'est un(e) seul(e) des partenaires qui a un surpoids, vous pouvez la tenter !

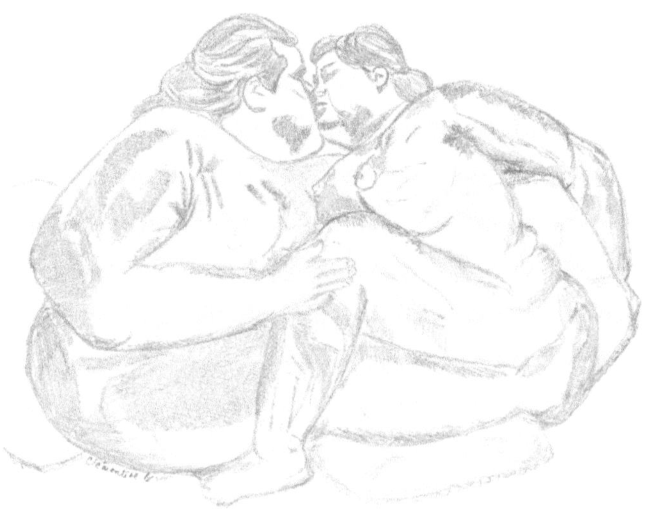

Les plus

- Connexion profonde et intimité renforcée : si vous parvenez à dépasser cet exercice de contorsion, la position du lotus, aussi appelée « les jambes enchevêtrées de l'amour », permet une connexion émotionnelle profonde entre les deux partenaires.

- Contrôle et rythme : Dans cette position, les partenaires peuvent l'un comme l'autre, contrôler le rythme des mouvements. Cela permet de s'adapter aux préférences de chacun.
- Stimulation clitoridienne : La position du lotus peut faciliter la stimulation du clitoris grâce aux mouvements de frottement entre les corps. Cela peut ajouter une sensation de plaisir supplémentaire pour les femmes. La position peut être très agréable même sans pénétration quand la taille du ventre et des cuisses rend la pénétration complexe.
- L'harmonie énergétique : vous ne finirez pas les phrases de l'autre dans cette position, mais si vous arrivez à vous relâcher et à vous synchroniser avec l'autre, le lotus permet une connexion énergétique forte avec le / la partenaire.

Les moins

- Mobilité restreinte : les jambes croisées et entrelacées peuvent être inconfortables ou difficiles à maintenir. Pas toujours facile de rester stable !
- Pression sur les articulations : En raison du surpoids, une personne en obésité peut ressentir une pression accrue sur les articulations des genoux et des hanches.

• Pénétration : la pénétration est parfois limitée, voire impossible… mais souvenez-vous, la pénétration n'est pas indispensable à chaque rapport sexuel !

Conseils

Je vous conseille vraiment de vous asseoir sur un coussin ou sur une brique de yoga pour augmenter le confort et pour vous permettre de conserver l'équilibre. Placez également des oreillers sous les genoux pour soulager la pression.

Variante

Vous pouvez aussi tester la balançoire sexuelle : elle se fixe au plafond, ou une porte (sans avoir besoin de percer), et certains mo-dèles peuvent soutenir 160 kilos ! Ça vous permet de profiter des avantages du lotus, sans vous fatiguer !

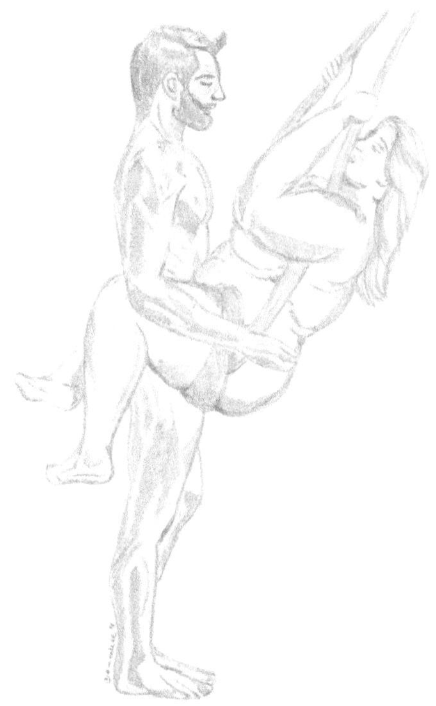

Ou faire simple et tenter le « demi-lotus » : Au lieu de croiser les jambes com-plètement, vous pouvez essayer de croiser une seule jambe sur l'autre, tout en gardant l'autre jambe étendue devant vous. Cela peut réduire la pression sur les articulations et offrir plus de stabilité. En sexualité, il faut tout essayer !

LE CISEAU

Histoire

On ne connait pas la véritable histoire à l'origine de cette dénomination, peut-être que le nom de cette pratique vient tout simplement de la position des corps placés l'un contre l'autre, sexe contre sexe !

Description / Mise en pratique

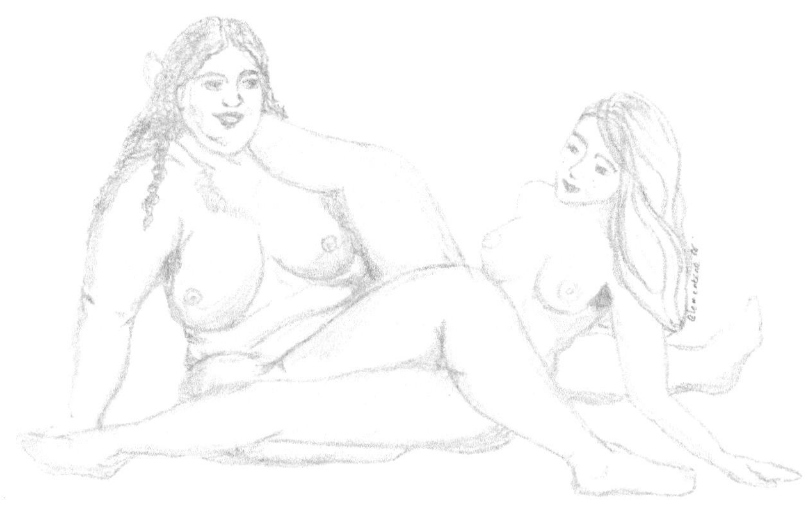

- Allongé(e) sur le côté, face à votre partenaire, vous aurez besoin de vos talents de gymnaste : soulevez votre jambe supérieure et placez-la par-dessus la jambe supérieure de votre partenaire. Vos deux paires de jambes doivent s'entrelacer, comme une paire de ciseaux.
- Une fois que vos jambes sont entrelacées, votre sexe au contact du sexe de votre partenaire, à vous d'onduler, de faire bouger vos hanches de manière synchronisée. Le plaisir peut venir par frottement, si vous souhaitez un rapport sans pénétration, ou alors fléchissez davantage vos genoux pour faciliter la pénétration.

Dans cette position, deux partenaires en situation d'obésité peuvent éprouver des difficultés pour réaliser la pénétration... A vous de tester et de voir si la position est agréable, ou non. Mais cette position n'est pas souvent utilisée dans le but de pénétrer, que vous ayez un pénis ou non.

Les plus

- Stimulation mutuelle : le frottement des deux sexes et des principales zones érogènes en même temps est un gage de plaisir, que vous optiez pour la pénétration ou non.
- Rythme adapté : Choisissez ensemble le rythme qui vous fait le plus plaisir. Vous pouvez explorer différents mouvements et ajuster la cadence à votre degré d'excitation.
- Connexion : Dans cette position, vous êtes étroitement

enlacés, l'un contre l'autre. Cette proximité physique renforce l'intimité, tant sur le plan physique que sur le plan émotionnel.

- Confort : Vous pouvez vous soutenir mutuellement. Les corps enlacés offrent un soutien supplémentaire et peuvent aider à réduire la pression exercée sur certaines parties du corps.
- Confiance : c'est sans doute plus facile de se « cacher » en étant collé à son / sa partenaire, certaines personnes oseront plus se lâcher dans cette position.

Les moins

- Difficulté d'accès : l'excès de poids peut gêner l'accès aux parties intimes de certaines personnes, à vous de voir comment vous placer au mieux pour en profiter avec votre partenaire.

Conseils

- Encore une fois, sortez les coussins, placez les derrière les fesses, sous les jambes, à tous les endroits qui vous demandent un effort de soutien pour soulager la fatigue articulaire et musculaire.
- Profitez des ondulations et du frottement, ne cherchez pas à tout prix la pénétration pour mieux profiter de l'instant.

Les défis

Pour les explorateurs de l'extrême qui veulent relever des défis…

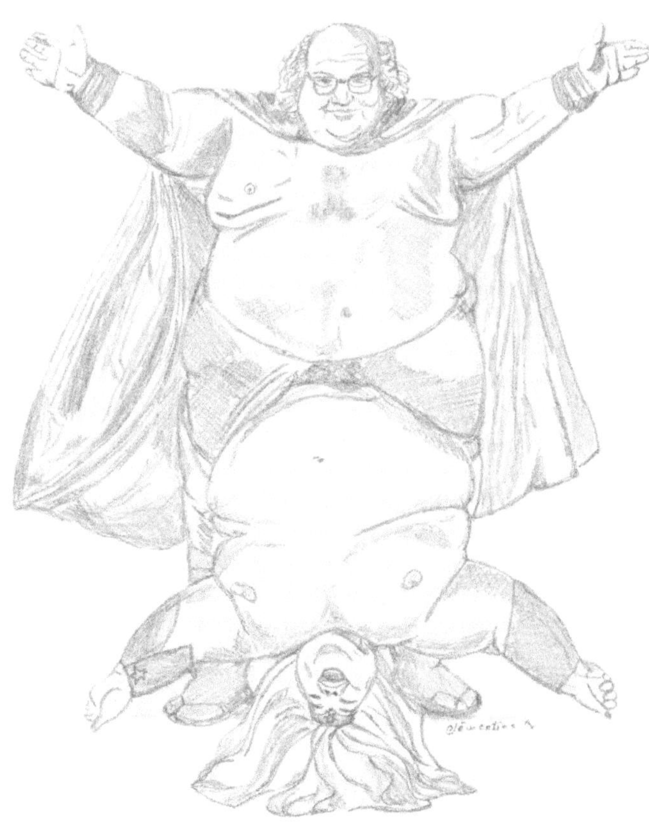

Histoire

Le Kâma-Sûtra regorge de positions acrobatiques et contorsionnées qui peuvent être impossibles pour les personnes en obésité en raison de leur taille et de leur poids. Cependant, même pour des personnes ayant un IMC parfait, croyez-moi, certaines postures peuvent être très difficiles à réaliser en raison de la souplesse requise.

Par exemple, la posture du «poirier renversé», aussi connue sous le nom de « l'union suspendue » que vous avez en dessin sur la page précédente, nécessite une grande force physique et une bonne coordination pour maintenir l'équilibre, ce qui peut être un vrai défi pour la plupart des gens.

De même, la posture de la «flèche brisée» demande une flexibilité importante des hanches et des genoux, ce qui peut être difficile pour ceux qui ne sont pas habitués à des étirements complexes.

Les plus

- C'est une bonne séance d'abdo ! Pas besoin d'aller à la salle de sport après.
- C'est une position très acrobatique, donc on impressionne forcément son partenaire.
- C'est une position qui favorise la circulation sanguine vers la tête… vous aurez bonne mine !

- Vous allez souder votre complicité, et potentiellement vivre de grands moments de rire !
- C'est l'occasion de sortir la cape et les manchettes !

Les moins

- On risque de se retrouver avec une sinusite si on reste trop longtemps la tête en bas.
- Potentiel risque de chûtes.
- Et ce n'est pas très sexy…

Conseils

Si vous avez vraiment envie de sortir la cape de super-héros, des exercices de yoga, d'étirement ou de renforcement musculaire peuvent améliorer votre mobilité et votre stabilité, ce qui peut faciliter l'exploration de différentes positions sexuelles.

Mais soyons réalistes, à moins d'être gymnaste (et encore…) le but est de prendre plaisir et de s'amuser, écoutez-vous !

CONCLUSION

En explorant les liens entre obésité et sexualité, ce livre a cherché à démystifier les stéréotypes et à offrir des pistes de réflexion pour améliorer la santé sexuelle des personnes en surpoids. Vous l'aurez compris, il est essentiel de prendre en compte les conséquences physiques et psychologiques de l'obésité sur la sexualité, mais aussi, de valoriser la diversité des corps et des désirs.

Vous êtes tous unique, il n'y a pas une sexualité, il n'y a pas une bonne façon de faire !

J'espère que les conseils pratiques, et que les recommandations, vous aurons permis d'avancer !

Et n'oubliez pas, la clé d'une sexualité épanouie réside dans l'acceptation de soi et le respect mutuel dans l'intimité. Alors osez explorer, osez-vous aimer et osez-vous épanouir pleinement dans votre sexualité, peu importe votre silhouette !

Remerciements

A toi « qui m'as toujours suivi, et qui me suivra encore longtemps », Pour ton humour, ton imagination, ta patience et ton amour inconditionnel. Je t'aime au-delà de l'univers.

A Vincent DANELUZZI, infectiologue, sexologue, anthropologue, covidologue, footballologue, TourdeFrançologue, pour sa relecture, ses corrections pleines de justesse, et ses traits d'humour !

A Audrey DOUVRE, alias Kate, journaliste, éducatrice en santé sexuelle, podcasteuse et prof de yoga, pour ses trucs sur les répétitions, sur les expressions des années 80, et sur l'utilisation du conditionnel ! Merci surtout d'être ma BFF depuis 42 ans !

A Fred, ma « belle-sœur » de cœur, qui m'a vraiment libéré d'un poids sur la fin de ce travail !

A mon « amouroux », pour son soutien, sa patience et sa bienveillance.

A mes amis, Douce, Carine, Gravounet, la délicieuse, Lilou et tant d'autres qui ont reçu à pas d'heure des dessins de cul ! Et qui ont toujours su y apporter une réponse ! (Ce n'était pas facile !),

A Claude PARISOT pour ses petits conseils de jeune écrivain à succès et sa présence discrète qui ponctue ma vie depuis déjà 18 ans !

A ma famille.

NOTES

[i] Vous pouvez aller creuser sur le site de l'Inserm : dossier : « La science pour la santé ». Dossier réalisé en collaboration avec Karine Clément (unité Inserm 1269 NutriOmique et service Nutrition, hôpital La Pitié Salpêtrière-Charles Fois, AP-HP, Paris) et avec Nathalie Viguerie (unité Inserm 1048, Laboratoire de recherche sur les obésités, I2MC, Toulouse).
[ii] La dernière étude de l'INSERM sortie en Novembre 2024 montre également que, « parmi les personnes de 18-69 ans ayant eu un rapport sexucl dans l'année, la fréquence de rapports dans les 4 dernières semaines a diminué de 8,1 en 1992 à 8,6 en 2006 et 6,0 en 2023 pour les femmes et de 9,0 en 1992 à 8,7 en 2006 et 6,7 en 2023 pour les hommes. Cette baisse s'observe également chez les couples cohabitants. Par ailleurs, la proportion de personnes de 18-69 ans ayant eu souvent ou parfois des rapports sexuels pour faire plaisir à leur partenaire sans en avoir vraiment envie elles-mêmes a diminué depuis le milieu des années 2000 chez les femmes, passant de 50,9 % en 2006 à 43,7 % en 2023, alors qu'elle est restée stable chez les hommes (24,4 % en 2006 et 23,4 % en 2023). » Ces tendances à la baisse, tant en ce qui concerne l'activité au cours des douze derniers mois que la fréquence des rapports sexuels au cours des 4 dernières semaines, se retrouvent également dans d'autres pays occidentaux, notamment au Royaume-Uni (Wellings et al.; 2019), en Allemagne (Beutel et al.; 2016) et aux

États-Unis (Ueda et al.; 2020).

[iii] Recherche CSF contextes des sexualités en France 2023 Inserm-ANRS-MIE | Premiers résultats | 13 novembre 2024 rapp_CSF_web.pdf

[iv] Association Addictions France par exemple (addictions-france.org).

[v] Lubrifiant : les organes sexuels produisent eux même un lubrifiant naturel lors de la phase d'excitation Je vous recommande tout de même d'utiliser un gel intime à chaque fois que vous démarrez une activité sexuelle (c'est-à-dire, des caresses) Si vous n'utilisez pas de préservatif (après un dépistage régulier bienûr) vous pouvez utiliser ce qui vous plait, de l'huile de coco au lubrifiant gout exotique. Mais attention avec les préservatifs à ce que vous utilisez pour ne pas le rendre poreux.

[vi] Sangles rembourrées : vous trouverez ces outils en cherchant dans le BDSM. Etrange ? Mais super utile pour reposer les cuisses en maintenant avec un rembourrage derrière la nuque.

[vii] Balançoire sexuelle : accessoire érotique qui peut être suspendue au plafond, mais si vous n'avez pas de poutre ou que ne voulez pas de cheville à béton dans votre plafond, il existe des modèles qui peuvent être suspendu à une porte, ou sur un support. Ce type d'accessoire permet d'explorer votre sexualité en apportant un soutien. Elles sont fabriquées avec des matériaux robustes et confortables, et certains modèles que j'ia pu trouver vont jusqu'à 170 kilos. Le prix quant à lui n'est pas excessif et vous trouverez facilement sur le net.

[viii] Banc sexuel : Les sangles élastiques du siège vous

permettent de faire rebondir la chaise de haut en bas et d'essayer de nouvelles possibilités Il existe aussi le banc tantrique, plus rigide, et le banc gonflable.

[ix] A.D. Kinsey, Le comportement sexuel de l'homme, Payot, 1948.

[x] Rapport de la revue The Lancet Diabetes and endocrinology.